VOIES URINAIRES

ÉTUDE

SUR LA DIVULSION

DES

RÉTRÉCISSEMENTS DU CANAL DE L'URÈTHRE

(Procédés de MM. HOLT et VOILLEMIER)

ÉTUDE

SUR LA DIVULSION

DES

RÉTRÉCISSEMENTS DU CANAL DE L'URÈTHRE

(Procédés de MM. HOLT et VOILLEMIER)

PAR

LE Dr LÉONCE LOUSTAU

PHARMACIEN DE 1re CLASSE

PARIS

ADRIEN DELAHAYE, LIBRAIRE-ÉDITEUR

PLACE DE L'ÉCOLE-DE-MÉDECINE

1872

ETUDE

SUR LA DIVULSION DES

RÉTRÉCISSEMENTS DU CANAL DE L'URÈTHRE

(Procédés de MM. HOLT et VOILLEMIER).

INTRODUCTION.

Lorsque nous priâmes, il y a quelques mois, notre savant maître M. S. Duplay, de nous indiquer un sujet de thèse, il nous conseilla la Divulsion. Nous l'adoptâmes avec d'autant plus d'empressement que nous venions de la lui voir pratiquer deux fois avec plein succès; mais nous ignorions encore les nombreuses difficultés qui nous attendaient. Comment, du reste, sans expérience personnelle aurions-nous pu espérer, un seul instant, traiter convenablement une question qui vient à peine de naître? Il est vrai qu'à Londres elle est déjà un peu plus ancienne, mais ceux qui en ont fait l'objet d'une étude spéciale, n'ont rien écrit qui pût nous guider. Tout ce que nous en avons appris, c'est que cette opération a obtenu de nombreux succès, essuyé quelques revers, et qu'elle est vantée à outrance, principalement par M. Holt, son inventeur. Nous tâcherons d'établir si la nouvelle méthode mérite réellement tous les éloges qu'on lui adresse. Mais le peu de matériaux qu'il nous a été possible de recueillir ne nous permettra guère, nous le savons d'avance, de porter un jugement définitif.

Nous nous bornerons donc à analyser les faits connus jusqu'à présent, sans passion ni enthousiasme, notre but étant d'étudier simplement la question.

Nous indiquerons d'abord le manuel opératoire ; comme il nous a paru insuffisant et de nature à faire repousser l'opération, nous nous permettrons de le compléter. — La première qualité d'un traitement quelconque, c'est qu'il soit à la portée de tout homme de l'art ; or la divulsion, telle qu'on l'a décrite, est d'une exécution relativement incommode. Nous ferons donc en sorte de mettre le jeune chirurgien, qui n'aurait pas eu l'avantage de voir pratiquer, à même d'opérer après la simple lecture du *modus faciendi*. Heureux si nous pouvions attendre notre but.

Nous donnerons, après le traitement, un résumé des accidents que nous avons pu observer et des résultats de l'opération ; ensuite, viendront les indications et contre-indications.

Comme, jusqu'à présent, dans les cas extrêmes, on n'avait eu recours qu'à l'uréthrotomie interne, il sera naturel que nous essayions d'établir un parallèle entre cette opération et sa jeune rivale la divulsion. Cette dernière partie aurait peut-être quelque intérêt, si nous pouvions la traiter d'une manière suffisante ; mais, la nouvelle méthode étant d'un usage trop récent, nous sentons combien nous resterons au-dessous de notre tâche.

Notre travail ne sera, à notre grand regret, que peu ou pas utile pour le moment ; mais si, plus tard, il pouvait servir à ceux qui voudraient reprendre la question, notre amour-propre, nous le déclarons, serait amplement satisfait.

Nous ne terminerons pas cette introduction sans témoi-

gner à notre excellent maître, M. S. Duplay, notre recon-
naissance pour les bons conseils qu'il nous a donnés;
nous prierons également MM. les professeurs Dolbeau et
Gosselin et M. Horteloup d'agréer tous nos remercîments
pour les précieux matériaux qu'ils ont bien voulu mettre
à notre disposition et sans lesquels il nous aurait été impossible d'entreprendre ce travail.

CHAPITRE Ier.

HISTORIQUE DE LA DIVULSION.

Par une heureuse association de mots, M. Voillemier a, dans ces dernières années, présenté sous un jour nouveau une opération déjà ancienne. On connaissait le mot *divulsion* comme le prouve le passage suivant (1) :

« 1° Rupture des ligaments latéraux internes ; 2° arra-
« chement du sommet de la malléole interne ; 3° fracture
« de cette malléole à sa base constituent trois complications
« tellement fréquentes, qu'on peut les considérer comme
« des phénomènes ordinaires de la fracture par divulsion ; »
mais on le voit, il désignait un accident, non une opération. On pratiquait également la rupture des rétrécissements du canal de l'urèthre ; mais cette opération portait, à tort il est vrai, le nom de dilatation. »

Thomas Luxmoor dans son livre intitulé : *Practical observations on stricture*, et publié à Londres en 1812, fit la description d'un instrument qu'il avait imaginé pour la dilatation des rétrécissements. Cet instrument était composé de quatre lames unies par leurs extrémités vésicales ; lesquelles, après avoir été introduites, pouvaient être éloignées graduellement et dilataient ainsi la portion rétrécie de l'urèthre. Il n'y a rien dans cette manière de procéder qui rappelle l'opération dont nous nous occupons. Il faut, pour s'en faire une idée assez grossière, arriver à Mayor, de Lausanne, et Perrève, de Paris.

Il est évident que Mayor rompt, déchire, arrache les rétrécissements, qu'il croit dilater. Ainsi, lorsqu'il dit :
« Quelque considérables que soient les rétrécissements,
« jamais je ne les attaque avec un corps de petit calibre...

____

(1) Maisonneuve. Clinique chirurgicale, t. I, p. 144, année 1863.

plus le rétrécissement est prononcé et opiniâtre ; plus l'urèthre offre de difficultés au cathétérisme et à la libre excrétion des urines, plus aussi j'ai besoin de m'armer de cathéters de plus en plus volumineux. » Il n'est nullement douteux qu'il déchire au lieu de dilater.

Nous pouvons en dire autant de Perrève qui imagina son dilatateur afin de remédier aux inconvénients, aux dangers, à l'inflammation, causés par les méthodes employées jusqu'à lui. On nous permettra de rapporter ici les circonstances qui le conduisirent à son invention, parce que nous croyons qu'elles offrent quelque intérêt au point de vue historique.

Après avoir passé en revue tous les moyens employés jusqu'à son époque, il en fait une critique très-juste et énumère le nombre des accidents qu'ils laissent après eux. Voici comment il s'exprime (1) :

« En présence de pareils dangers, on conçoit que les chirurgiens ne restèrent pas inactifs. En effet, depuis les temps les plus reculés de l'art de guérir jusqu'à ce jour , un grand nombre de médecins concoururent à l'envi les uns des autres pour découvrir des procédés plus efficaces et plus dignes du but de la chirurgie. La dilatation pratiquée à l'aide d'instruments introduits sans effort dans toute la longueur du canal et développés secondairement après leur introduction, leur ayant paru le moyen par excellence, ils firent, à cet égard, des essais excessivement variés ; les arts et la mécanique furent consultés tour à tour, mais de tous leurs pénibles et patients travaux, il ne nous est resté que les bougies de *corde à boyau*, les dilatateurs à *ressorts multiples*, à *piston*, ceux formés avec de la *baudruche* ou des *boyaux de chat* et un autre enfin qui, n'ayant été désigné sous aucun nom, va trouver ici sa description succincte. Il consiste en une

---

(1) Perrève. Traité des rétrécissements de l'urèthre, p. 136, année 1847.

sonde de gomme élastique fendue sur un de ses côtés, et renfermée dans une gaîne de cuir. Une fois que cette sonde est introduite dans le canal, on en opère le développement à l'aide d'un mandrin légèrement conique. La pratique n'ayant pas confirmé les espérances que la vue de ces instruments fait naître, on fut forcé de les abandonner. Dans cette position fâcheuse, devais-je me contenter de gémir sur les défauts de la chirurgie des voies urinaires. Celui qui a accepté la mission médicale doit consacrer ses veilles à la perfection de son art; quelque limitée que soit son intelligence, il doit toujours dans les circonstances importantes lui faire produire un résultat; si faible qu'il soit, il aura son utilité, car il n'est pas de force si petite qui ne produise son effet.

« Pour payer mon tribut à la science, je me suis proposé la question suivante : dois-je m'engager dans les sentiers déjà battus, ou bien dois-je me frayer une route nouvelle? L'impossibilité où l'on est de borner l'action des caustiques ; la tendance que possèdent leurs cicatrices à revenir continuellement sur elles-mêmes et à imprimer quelquefois aux rechutes le déplorable caractère d'incurabilité, me firent comprendre que je ne devais rien espérer de la cautérisation.

« Les accidents inflammatoires qui résultent du traitement par les bougies ou sondes à demeure; la violence qu'on est obligé d'employer dans le traitement intermittent me présentèrent toujours les tableaux effrayants de la gangrène, des déchirures et des fausses routes.

« Je portai alors mon attention sur la dilatation effectuée après la libre introduction des dilatateurs dans toute l'étendue du canal et ce qui me frappa tout d'abord, ce fut de voir que cette méthode comporte tous les avantages possibles, savoir : d'éviter tous les accidents qui appartiennent aux procédés ordinaires et de rendre au canal son diamètre naturel.

« Je dirigeai donc toute ma pensée vers cette méthode, et plus heureux que mes devanciers, j'ai suivi la route qui me conduisit au but que vainement ils s'étaient efforcés d'atteindre. »

A quelle époque Perrève inventa-t-il son instrument? C'est ce que nous apprendra la première observation de son ouvrage déjà cité.

OBSERVATION (Perrève).

« Monsieur Chrétien, négociant, demeurant rue du Temple, n° 62, vint me consulter le 21 janvier 1835 pour une dysurie. Le canal exploré, la sonde exploratrice de Ducamp me fit reconnaître l'existence d'un rétrécissement déjà considérable, car l'empreinte indiquait que le canal, vers le point rétréci, avait un peu moins d'une ligne de diamètre. Ce jour-là même j'introduisis une sonde n° 4. Après quatre mois entiers je n'étais encore parvenu à introduire que le n° 11. M. Chrétien demeurait assez loin de chez moi et ses affaires souffraient beaucoup des absences que nécessitait son traitement. Vers les derniers temps, comme il se plaignait souvent de la lenteur du traitement, que je faisais cependant marcher aussi vite que possible (le malade venait chez moi deux et trois fois par semaine) il me vint dans la pensée de chercher à faire un instrument qui pût nous sortir l'un et l'autre de la crainte où nous étions que le traitement durât peut-être plus d'un an. C'est alors que j'imaginai mon dilatateur. Le premier jour de son application, du n° 11 je portai la dilatation au n° 15; trois jours après, du n° 15 au n° 17; trois jours après, du 17 j'allai au 18; quatre jours après, du 18 j'allai au 19. Nous voici arrivés, dis-je au malade, au degré de dilatation le plus considérable celui qu'on n'a jamais dépassé dans les cas de rétrécissements de l'urèthre. Dans l'espace de dix jours je suis arrivé, avec mon instrument, au but que je n'aurais pu atteindre dans l'espace d'un an, si j'eusse continué à me servir de bougies ou de sondes. C'est avoir fait beaucoup pour vous; je demande maintenant, pour moi, que vous me permettiez, séance tenante, de porter la dilatation encore plus loin. M. Chrétien, s'en rapportant entièrement à ma prudence, je développai alors mon instrument jusqu'à un degré qui m'eût permis l'introduction d'une sonde n° 21, c'est-à-dire d'une sonde de 5 lignes 1⁄4 de diamètre. »

On voit, par ce qui précède, les services que Perrève a rendus en abrégeant d'une manière aussi considérable un traitement dont on n'était jamais sûr avant son invention. En prouvant, par des observations nombreuses, qu'on avait exagéré les dangers d'une violence exercée passagèrement dans l'urèthre, il a fait faire un véritable progrès au traitement mécanique des rétrécissements. Mais lorsqu'il dit que le nouveau traitement réunit au plus haut degré toutes les qualités désirables, il exagère un peu la portée de son invention. Au reste, il ne tarda pas à s'apercevoir que son instrument offrait des inconvénients. Les circonstances suivantes le forcèrent à lui faire subir un léger perfectionnement.

« En 1834 (nous dit Perrève) M. Harfort fut traité à plusieurs reprises par M. Schen, médecin fort en réputation à Nancy. Il était condamné à vivre de régime, lorsqu'il apprit que j'avais découvert un nouveau traitement et que j'avais fait imprimer une brochure à cette occasion. Vite il se la procure et la porte à M. Schen, en le priant de l'examiner pour qu'il lui dise s'il doit ou non se confier à mes soins.

« La découverte annoncée dans la brochure est impossible dit Schen; c'est en quelque sorte la pierre philosophale qu'on a dit avoir trouvée. On a cherché depuis des siècles à faire un bon dilatateur de l'urèthre ; on cherchera encore, mais on ne trouvera jamais. Je vous conseille donc de ne pas entreprendre le voyage de Paris. — Néanmoins, M. Harfort brave le conseil du médecin et le 15 avril 1838, le voilà dans mon cabinet. Je dissipai toutes ses craintes et il se laissa opérer. — Toutes les fois que j'urine, me dit Harfort, j'éprouve maintenant dans le canal un frémissement particulier, que je n'avais jamais éprouvé auparavant. — Dans cette supposition, je suspendis mes manœuvres, car mes dilatateurs, tels qu'ils étaient, auraient évidemment continué à s'engager dans la mauvaise voie, car depuis trois jours ils n'avaient pu en être détournés. Que faire alors pour sortir d'embarras ? Quel moyen employer pour franchir avec les dilatateurs le second obstacle? Il me vint une idée ; je la communiquai au malade qui l'accepta comme un moyen infaillible de réussite. Mais comme il était fatigué, ce ne fut que le lendemain que cette idée fut mise à exécution. Comme j'avais remarqué que la bougie 1 ligne 1/4 entrait facilement jusque dans la vessie, je pensai qu'en ajoutant une petite portion de bougie élastique à l'extrémité vésicale de mon dilatateur, je parviendrais ainsi à la porter dans toute la longueur de l'urèthre. Pourvu donc de ce dilatateur à embout, je passai d'abord dans le canal une bougie de 1 ligne 1/4 de diamètre ; puis, après l'avoir retirée, j'introduisis le dilatateur qui, ainsi que je l'avais prévu, put être porté jusque dans la vessie. »

Il fallut donc à Perrève trois années d'expérience et de dévouement pour se convaincre que son instrument était passible d'une modification. Par le perfectionnement qu'il lui fit subir, il est facile de voir qu'il devait éviter bien des accidents, mais il était encore loin d'être parfait.

Notre célèbre praticien, tout en procédant rapidement, croit ne faire que de la dilatation ; mais, en réalité, il déchire. Comment pourrait-il en être autrement quand, aussitôt qu'il peut introduire son dilatateur droit, qui n'a que 2 millimètres, il porte dans la première séance la dilatation à 6 millimètres ? quand, dans les séances suivantes, il pousse encore la dilatation aussi loin que possible ? Si le doute était possible un instant, il ne serait plus permis en présence des altérations qu'ont fournies quelques autopsies (Voillemier).

On a fait un usage assez long de cette méthode ; on se servait encore de l'instrument de Perrève lorsque M. Holt, de Londres, en 1850, profondément impressionné des résultats peu satisfaisants que donnaient tous les procédés en vogue, adopta un mode de traitement beaucoup plus énergique et appela l'attention du corps médical sur son « *stricture dilator*. »

Il commença seulement à l'appliquer à la dilatation graduelle, en faisant passer entre les lames des mandrins gradués ; mais l'expérience lui ayant démontré l'innocuité de la dilatation complète et subite, il adopta ce dernier procédé et l'appliqua, dès lors, à tous les cas de rétrécissements de l'urèthre.

Nous avons suffisamment démontré qu'on pratiquait la rupture des rétrécissements ; mais le nom de dilatation qu'on lui donnait était impropre. Il appartenait à M. Voillemier, comme nous l'avons déjà dit, de rectifier cette erreur. Qu'offre donc de nouveau la méthode nouvelle ?

Pas grand'chose si ce n'est l'application récente du mot divulsion à la rupture des rétrécissements de l'urèthre, tous deux, du reste, de vieille date.

Holt lui même avait conservé l'expression : dilatation, quoique, par le fait, il fît de la divulsion. En 1866, M. Mathieu, fabricant d'instruments à Paris, voyageant à Londres, acheta son dilatateur et l'apporta à Paris. M. Voillemier, qui l'essaya, en reconnut l'utilité, mais il ne tarda pas à remarquer les inconvénients qu'il offrait. Pour ce pratricien, la question était celle-ci : « Trouver un instrument dont on pût augmenter le volume, tout en lui conservant sa forme cylindrique, afin que son action fût répartie également sur tous les points de la circonférence de l'urèthre. » Ce ne fut qu'après de vains essais et d'inutiles tâtonnements qu'il parvint à résoudre le problème. Il donna à M. Mathieu le dessin de l'instrument qu'il nomma, à juste titre, divulseur, et que nous décrivons un peu plus loin. Depuis cette époque aussi la dilatation rapide a fait place à la divulsion.

Nous pouvons donc affirmer, dès à présent, que la dilatation rapide a été un véritable acheminement vers la nouvelle méthode, c'est pourquoi on nous pardonnera d'en avoir dit quelques mots avant d'attaquer notre sujet.

Depuis que la divulsion est connue, un nombre considérable d'instruments plus ou moins ingénieux ont été inventés; nous ne les décrirons pas; nous dirons seulement qu'on peut les rapporter à trois groupes principaux :

1er *groupe.* — Instruments composés d'un cathéter, droit ou courbe, divisé dans le sens longitudinal en deux ou plusieurs lames qui s'écartent directement sous l'impulsion d'un mandrin introduit entre elles : dilatateurs de MM. Luxmoor, Perrève, Holt et Voillemier.

2e *groupe.* — Deux valves métalliques parallèles, droites ou courbes, réunies par plusieurs petites lames articulées qui, couchées lors de la fermeture du dilatateur, se relèvent quand, au moyen d'une vis, on fait glisser les deux valves l'une sur l'autre, ou qu'on les oblige simplement à s'écarter : dilatateurs de MM. Civiale, Michèlèna, Rigaud, de Strasbourg, et Thompson.

Au 3° *groupe* enfin appartiennent : les divulseurs de MM. Reybard, Mallez, Corradi, de Florence, Charrière et Moreau Wolf (1).

CHAPITRE II.

SOINS PRÉALABLES. — INSTRUMENTS. — MANUEL OPÉRATOIRE. — TRAITEMENT CONSÉCUTIF A LA DIVULSION.

Avant d'opérer, le chirurgien doit prendre certaines précautions sous peine de voir survenir des complications plus ou moins graves ; il doit, par certains soins préalables, préparer l'économie à supporter l'action des moyens locaux ; il s'occupera donc d'abord de l'état général du malade, réglera son régime et dirigera ses habitudes.

Généralement les sujets atteints de rétrécissement redoutent l'opération dont ils s'exagèrent les douleurs ; ils n'ont recours au chirurgien que lorsqu'ils sont poussés par la plus grande nécessité ; ils se présentent dans un état d'éréthisme particulier, offrent une sensibilité locale plus ou moins exagérée et les fonctions principales plus ou moins troublées.

La miction étant trop difficile, ils auront bu le moins possible : l'urine alors, en quantité moindre qu'à l'état normal, sera plus concentrée, plus chargée de sels, plus âcre et par conséquent plus irritante.

L'exercice régulier des fonctions digestives est d'une grande importance quand on à affaire à des affections des voies urinaires ; les malades souffrent d'autant plus qu'ils

(1) Voir pour la description, thèse de M. de Carvalho, 21 août 1871, Paris.

digèrent mal ; souvent aussi ils voient survenir une rétention complète d'urine après le moindre excès de table.

La constipation , en laissant accumuler les matières
fécales et les gaz dans le rectum, provoque une irritation
qui peut se propager à la vessie : alors cet organe, en se
contractant, ne manque pas de tourmenter le patient.

Le repos, une nourriture peu abondante , composée de
végétaux et de viandes blanches, des purgatifs légers et
l'eau vineuse sont en général des moyens propres à modifier favorablement toute constitution pléthorique et exci-
table.

Les individus que des souffrances ont affaiblis réclament
une alimentation un peu plus confortable.

Les bains de siége tièdes, les fomentations calmantes
à l'hypogastre et au périnée, l'application de sangsues
à l'anus sont d'une grande utilité lorsque les organes urinaires sont le siége d'une certaine irritation.

Si les urines sont acides et laissent déposer beaucoup
d'acide urique ou d'urate d'ammoniaque, on prescrira des
eaux alcalines : Seltz, Vichy, etc., ou du bicarbonate de
soude.

Au contraire, si elles sont alcalines et laissent déposer
trop de pus ou de muco-pus, ce qui indique un certain
degré de cystite, on ordonnera des infusions d'uva ursi
ou de pareira brava, etc, additionnées d'acide nitrique ou
hydrochlorique.

Quelques praticiens ajournent l'opération quand l'urine
contient de l'albumine, parce qu'ils supposent que la
néphrite ou la cystite, qui existent à l'état chronique
très-probablement, exaspérées par le traumatisme, pourraient passer à l'état aigu et emporter le malade.

Mais il ne faut pas oublier qu'il est fréquent que des
ulcérations se produisent dans les rétrécissements et qu'un
peu de sang peut produire de l'albumine dans l'urine.

L'usage de tisanes émollientes ou diurétiques, en délayant l'urine, modifie efficacement ses propriétés irritantes.

Le jour de l'opération on aura soin d'administrer un lavement laxatif afin d'éviter les efforts de la défécation qui pourraient occasionner des accidents.

Il est d'usage de donner du sulfate de quinine comme préventif.

Si on soumet le malade au traitement préparatoire pendant huit ou dix jours, l'opération aura beaucoup de chances de succès ; on verra rarement survenir des accidents qui seraient inévitables si on agissait autrement.

Divulseur de M. Holt.

Le divulseur de M. Holt (fig. 1, pl. i) a la forme d'une sonde à bec court et à petite courbure ; sa longueur est de 30 centimètres. Il se compose de deux lames en acier convexes extérieurement et concaves par la partie interne ; elles sont unies par leur extrémité vésicale et à l'autre extrémité elles sont fixées à un manche divisé et bien solide.

Entre les lames il y a un fil en acier qui a toute la longueur de la partie libre des lames et excède même un peu le manche ; il sert à conduire les mandrins par l'intérieur desquels il passe.

Les mandrins sont des tubes coniques dont le diamètre extérieur diminue graduellement jusqu'à la pointe. Ils sont tellement disposés qu'ils débordent les lames quand le divulseur est développé, en sorte que celui-ci se présente toujours parfaitement cylindrique.

M. Holt emploie trois mandrins de diamètres différents ; le plus petit correspond au n° 8 de la filière Charrière et a

____

(1) Voir pour la description, thèse de M. de Carvalho, 21 août 1871 Paris.

2 millimètres 2/3 ; le moyen correspond au n° 9 : il a 3 millimètres, le plus gros au n° 12 et a 4 millimètres. C'est ce dernier qu'il emploie le plus souvent.

Manuel opératoire. — Après avoir vérifié la perméabilité du canal et le diamètre du méat urinaire, M. Holt choisit un mandrin convenable et procède de la manière suivante : le malade est debout et appuyé contre un mur, les jambes un peu écartées et le corps bien droit ; l'opérateur, assis sur une chaise, est placé devant lui et lui passe le conducteur du divulseur, qu'on a soin de bien huiler. Cette introduction est faite selon les règles ordinaires du cathétérisme, et quand on a pénétré dans la vessie, on écarte les deux parties qui constituent le manche de l'instrument pour faire passer entre elles le mandrin choisi, avec force et rapidité, en appuyant son extrémité postérieure contre la paume de la main.

Pour mieux écarter les lèvres de la déchirure produite, M. Holt fait alors des mouvements de latéralité après lesquels il retire le mandrin et ensuite le conducteur.

On passe une sonde afin de bien vider la vessie, on la retire ensuite, et le malade se met au lit, qu'il doit garder ce jour-là ; on ne lui met pas de sonde à demeure. Il doit prendre trois pilules composées de sulfate de quinine et d'opium. Quelquefois M. Holt fait coucher le malade qui doit être opéré, mais il n'agit ainsi qu'à l'égard des sujets très-nerveux ou très-pusillanimes, qui exigent l'emploi du chloroforme.

M. Freeman Bumstead, professeur au collége des Physicians de New-York (1), s'exprime ainsi : « Il est évident, pour nous, que l'instrument de M. Holt a quelques défauts ; ainsi le bout est trop gros pour certains rétrécissements ; il faut quelquefois préparer l'opération pendant quelque temps avec des bougies filiformes et même après

(1) American journal, 1868, t. LVI.

cela l'introduction de la partie courbe n'est pas toujours facile.

M. Thompson et autres ont montré que l'instrument de M. Holt ressemblait beaucoup à celui de Perrève.

M. Wills Richardson, de Dublin, après avoir fait fabriquer l'instrument de Perrève, le met à côté de celui de M. Holt; il peut ainsi affirmer d'une manière bien nette que le nouveau *stricture dilator* n'est qu'une reproduction exacte du dilatateur de Perrève.

Quoi qu'il en soit, il faut reconnaître dans le nouvel instrument deux changements assez heureux : le mandrin est aminci à son extrémité pour pouvoir être retiré facilement ; en outre il est plus volumineux de manière qu'en débordant les valves de chaque côté, il opère une certaine dilatation sur les parois latérales du canal. Cependant il ne satisfait à cette dernière indication que d'une manière incomplète, car une fois armé il a son diamètre antéro-postérieur de 7 millimètres, tandis que le diamètre transversal est de 5 millimètres. Il est certain que M. Holt dont l'instrument est pourvu, comme on l'a déjà vu, de deux mandrins, dont l'un a 4 millimètres et l'autre 5, procède par déchirure et non par dilatation.

Notre éminent praticien anglais prétend :

1° Que cette opération si elle est bien faite, n'est jamais suivie d'hémorrhagie, d'infiltration urineuse, d'abcès ni d'aucun autre accident sérieux ;

2° Qu'elle n'offre aucun danger ;

3° Que le malade est rarement obligé de garder le lit plus de 24 à 48 heures.

Il affirme qu'il a opéré environ 640 fois avec plein succès.

M. Donnell, de Dublin, lui demande s'il a toujours eu affaire à de véritables rétrécissements ?

On lit dans *The Lancet* une lettre de M. Henry Thompon, dans laquelle l'auteur, tout en parlant favorablement du traitement de M. Holt, semble lui préférer l'uréthro-tomie interne.

Quant à nous, nous n'adoptons pas entièrement les idées de M. Holt sur l'innocuité de son opération; nous la croyons dangereuse par elle-même, lors même qu'elle est bien exécutée, et, à l'appui de notre opinion, nous ne croyons pas pouvoir mieux faire que de rapporter une observation de M. Holt lui-même, que nous ne saurions taxer de maladresse.

OBSERVATION Ire (1).

« M. W... me consulta en novembre 1866, au sujet d'un rétrécisse-ment dont il souffrait depuis vingt ans; il me raconta qu'à diverses époques il avait été atteint de rétention d'urine; son urine était ammo-niacale; je n'y attachai aucune importance. Il me parut en bonne santé; un cathéter n° 12 fut passé avec assez de facilité, et le rétrécissement fut rompu à la manière ordinaire. Quoique j'eusse vidé la vessie avec précaution, il eut une fièvre très-forte, quelques heures après l'opéra-tion. Le sulfate de quinine et l'opium furent administrés sans suc-cès. Pendant trois semaines il alla tantôt bien, tantôt mal; il finit par mourir un mois après l'opération. »

Pour ne pas se trouver en désaccord avec ses conclu-sions, M. Holt a soin d'ajouter que la mort est ici le ré-sultat d'une affection des reins. « A l'autopsie, dit-il, on trouva les reins en très-mauvais état, la vessie était hyper-trophiée, et sa membrane muqueuse recouverte de dépôts calcaires. »

Il nous paraît bien étrange que W... meure juste un mois après l'opération. M. Holt ne nous dit-il pas qu'il avait l'apparence d'un homme bien portant? Lorsqu'un malade meurt d'une affection des reins, n'offre-t il pas des symp-tômes tellement caractéristiques qu'il est impossible de les méconnaître à la dernière période de la maladie? Nous n'osons affirmer que l'opération soit la cause de la mort, mais il est bien évident qu'elle en a hâté le terme.

(1) Holt. On the immédiate treatment of the stricture et cæ., p.123,3ᵉ édit.

Nous voudrions laisser M. Holt au milieu de ses illusions. Mais l'observation suivante est trop concluante; elle prouve qu'on peut mourir de l'opération.

OBSERVATION II (1).

L'homme qui fait le sujet de cette observation était âgé de 47 ans, il était très-affaibli, et souffrait depuis plusieurs années d'un rétrécissement dur et étendu à la portion bulbo-membraneuse de l'urèthre.

En dernier lieu, des attaques répétées de rétention d'urine et l'irritabilité des reins et de la vessie avaient tellement altéré sa santé qu'il résolut de se soumettre à un traitement radical. Dans ces circonstances, après un traitement préalable, on commença à lui faire la dilatation graduelle, mais ce fut en vain.

Après un repos de quelques jours le divulseur de M. Holt fut employé sans aucune difficulté. Cinq jours après, un frisson très-fort, un accès de fièvre fut suivi, quelques heures après, d'une tache érythémateuse sur le haut de la face interne de la cuisse droite, et le jour suivant, la *saphène était* dure et très-douloureuse.

Les accès caractérisés par des frissons, la fièvre et des sueurs abondantes, continuèrent à se manifester; la diarrhée survint; la jambe et la cuisse droites devinrent œdémateuses au huitième jour. Quelques mois après, il se forma du pus dans le scrotum, et le dixième jour on remarqua une hypopion à l'œil droit. Le pouls donnait 140 pulsations par minute, l'urine était albumineuse, et le dix-septième jour la mort emporta le malade.

On voit donc qu'on meurt de la divulsion; nous sommes donc autorisé à dire que cette opération est dangereuse.

Quels sont les avantages du nouveau traitement puisqu'il faut se sonder, après l'opération, pendant un temps variable, et pourquoi abandonner la dilatation ordinaire? M. Holt répond : 1° qu'immédiatement après cette opération un cathéter d'un gros calibre peut être introduit et qu'ainsi le malade peut apprendre en peu de temps à se sonder lui-même; 2° que le patient évite les souffrances de la dilatation graduelle; 3° qu'elle réunit les avantages auxquels doit aspirer toute opération, celui de n'être nullement dangereuse pour le malade; en dernier lieu que le

(1) Thèse de Carvalho déjà citée, p. 50.

rétablissement se fait beaucoup plus vite, que le malade n'est pas obligé de garder le lit et qu'il évite ainsi les visites du médecin.

M. Legros Clark (1) exprime la crainte qu'après la rupture du rétrécissament la cicatrice soit plus portée à se contracter, à s'opposer au passage de l'urine. M. Holt réplique que dans les cas examinés après la mort, il n'a été trouvé aucune trace de rétrécissement ni de cicatrice.

Le Dr Millar, d'Edinburgh, objecte que dans la grande majorité des cas de rétrécissement la membrane muqueuse reste intacte, ce qui prouve combien il est inutile d'essayer de la dilater au delà de sa grandeur normale. M. Holt se défend en disant qu'en agissant ainsi on écarte également le dépôt sous-muqueux, qu'on agrandit, par conséquent, le canal tout entier et il ajoute : « Plus le dépôt sous-muqueux est lacéré, déchiré, moins les chances de récidive sont nombreuses. »

Aux partisans de l'uréthrotomie interne qui soutiennent que la lame de l'instrument n'agit que sur le rétrécissement, M. Holt oppose : « Qu'il est tout à fait impossible de déterminer, à 6 ou 7 pouces du méat, de quel côté de l'urèthre se trouve le dépôt; qu'on ne peut affirmer que les incisions ne portent que sur le rétrécissement seulement, que la partie saine de l'urèthre ne soit divisée et ne donne lieu par conséquent à de l'infiltration d'urine et à des abcès.

M. Holt admet que sa méthode ne met pas à l'abri des récidives, car il dit : « Il est parfaitement vrai que si le traitement consécutif à l'opération n'est pas suivi très-exactement, le rétrécissement se reproduit tôt ou tard. » Il ne dit pas qu'il ait jamais rencontré des cas de ce genre. Mais depuis qu'il a publié la dernière édition de son ouvrage, il a eu occasion d'en voir au moins un, comme le prouve l'observation suivante :

(1) Médical Times de juillet 1867.

OBSERVATION III.

William Smith, 39 ans, marié, ouvrier, résidant à Londres, entra le 10 octobre 1870 à l'hôpital de Westminster dans le service de M. Holt.

Cet individu avait eu une première blennorrhagie à l'âge de 15 ans, et après plusieurs autres. Il a commencé à souffrir d'embarras de la miction à 22 ans et l'augmentation de cet embarras força le malade à se présenter à M. Holt, il y a dix ans, pour la première fois. Il fut divulsé.

L'opération fut suivie de succès. L'individu après avoir quitté l'hôpital, n'y revint pas afin d'éviter la dilatation consécutive ; pendant deux ans sa miction fut normale sans qu'il se fût cependant jamais sondé après l'opération. Après ce laps de temps, il commença à éprouver une nouvelle gêne de la miction qui augmenta graduellement.

Le 10 octobre 1870, le malade se présenta au service de M. Holt ; il ne pissait que par gouttes et se plaignait de douleurs dans la prostate ainsi que d'incontinence ; les urines étaient claires et ne laissaient pas déposer de mucus.

En introduisant quoique difficilement le conducteur de son instrument, M. Holt constata l'existence de trois rétrécissements dont le plus dur siégeait au commencement de la portion membraneuse. La divulsion fut opérée, le malade étant debout, appuyé contre un mur de la salle.

La douleur fut supportable et très-courte, après la sortie de l'instrument, il s'écoula de l'urèthre une petite cuillerée de sang. On introduisit une sonde n° 10 de l'échelle anglaise afin de vider entièrement la vessie et on la retira ensuite. Le malade fut placé dans le lit. Pendant la nuit, trois frissons et un peu de fièvre ; le malade a mal aux reins ; on lui prescrit des cataplasmes de farine de lin et de moutarde sur les flancs, et sulfate de quinine avec opium pour l'usage interne.

Le 11 le malade est bien, chaleur normale ainsi que le pouls. L'urine est limpide sans aucune trace de sang et passe bien. Le malade raconte que les premières mictions lui ont fait éprouver une sensation de brûlure.

Le 12, il se porte bien ; la miction, quoique un peu douloureuse, se fait bien.

Le 17, l'amélioration se continue ; on lui passe le n° 11 avec un peu de difficulté. On lui laisse quelques jours de repos et le 10 novembre

(1) Holt, ouvrage déjà cité, p. 94.

le malade sort de l'hôpital. On doit lui commencer la dilatation consécutive. A la sortie le jet de l'urine est très-gros et l'urèthre reçoit facilement le n° 10.

On trouve dans *Review medico-chirurgical*, etc., un passage ainsi conçu : « Le traitement par rupture tel qu'il est conseillé par M. Holt, est d'une exécution qui ne permet aucun mauvais résultat; mais on ajoute : « Lorsque nous disons que cette méthode n'est nullement dangereuse, nous entendons qu'elle est aussi innocente qu'un traitement puisse l'être, ce qui en somme revient à dire que cette méthode ne vaut guère mieux que les autres sous le rapport des accidents consécutifs.

Au concours de l'agrégation à King's Royal College. M. Millar, candidat, dans un travail qu'il a présenté sur le traitement des rétrécissements par le procédé de M. Holt, parle d'un de ses opérés qui mourut dix-neuf jours après l'opération ; mais il attribue la mort à une obstruction intestinale, non à l'opération.

Il dit que dans trois autres cas, la membrane muqueuse fut trouvée parfaitement intacte ; il affirme qu'il est convaincu que, d'après les divers cas qu'il a examinés, la muqueuse n'est nullement déchirée et que le dépôt plastique qui se trouve dans le canal de l'urèthre est toujours rompu.

Le fait capital, pour nous, c'est que M. Millar a rencontré pour le moins quatre cas de mort. On voit que dans sa pratique il n'a pas été tout à fait aussi heureux que M. Holt.

M. Holt dit que son opération n'est jamais suivie d'abcès. L'observation suivante lui donne tort.

OBSERVATION IV (1).

M. Holmes expose un spécimen d'urèthre dilaté forcément.

Le malade avait souffert depuis longtemps d'un rétrécissement et

(1) Medical Society. Pathological. Society of London.

avait été opéré par M. Holt; il fut admis à Saint-George's pour cause de rétention d'urine et fut soulagé avec beaucoup de difficulté. M. Holmes rompit le rétrécissement par la méthode de Holt. Deux jours après, deux abcès se formèrent à la place de deux des trois rétrécissements qui existaient dans l'urèthre. L'infection purulente se déclara et l'opéré mourut.

De tout ce qui vient d'être dit nous pouvons conclure que M. Holt a beaucoup trop vanté sa nouvelle méthode. Est-ce à dire que nous voulions la condamner? Nullement, car si elle a essuyé quelques revers, elle compte des succès très-nombreux et nous lui accordons certains avantages, entre autres, celui de procurer un rétablissement très-prompt.

OBSERVATION V.

Double rétrécissement ; l'un au bulbe, l'autre à la région spongieuse. — Divulsion. — Guérison.

Samuel White, 28 ans, ouvrier, entra le 21 décembre 1870 à l'infirmerie Saint-Mathieu, service de M. Holt.

Il y a dix-huit ans, il a eu un écoulement uréthral et ensuite des blennorrhagies, des orchites à différentes reprises et il a commencé à souffrir des troubles de la miction en 1864. Il n'a été soumis à aucun traitement.

A son entrée on lui introduit un n° 3, le malade urine en jet mince. Il a un double rétrécissement, l'un siége au bulbe et l'autre à la portion spongieuse.

Le 29 décembre la divulsion est pratiquée. Point d'accident, le malade accuse seulement une douleur passagère quand il a pissé les premières fois. Il sort le 3 janvier en passant le n° 12 sans difficulté.

Nous pourrions ajouter beaucoup d'autres cas à celui que nous venons de décrire et qui sont à l'avantage de la divulsion; nous nous contenterons de dire que cette opération a donné des résultats *généralemeut* satisfaisants.

Divulseur cylindrique de M. Voillemier.

Cet instrument (fig. 2, pl. I) se compose de trois parties;

Loustau. 3

A. Mandrin, se terminant par une extrémité conique et portant sur son talon un bouton plat. Ce mandrin est plein et cylindrique dans presque toute sa longueur ; deux de ses côtés opposés sont creusés d'une gouttière longitudinale, plate, peu profonde, destinée à recevoir les lames du conducteur qui la remplissent entièrement. Les bords de la gouttière étant légèrement rapprochés, la transforment en une véritable rainure en queue d'aronde, d'où les lames du conducteur ne peuvent s'échapper une fois qu'elles y sont engagées. Quand l'instrument est armé, il est parfaitement cylindrique.

B. Conducteur formé de deux petites lames d'acier soudées à leur extrémité vésicale, dans l'étendue de 4 centimètres, et courbées dans cette partie comme une sonde ; ces lames sont très-minces, planes en dedans et convexes en dehors, de façon que réunies, elles forment un petit cathéter fendu dans sa longueur et dont le diamètre n'est que de 2 millimètres.

S. Bougie conductrice ;

A. Ajutage de la sonde ;

C. Coupe du mandrin ;

C'. Pas de vis s'adaptant à la sonde conductrice.

Le conducteur ne varie pas de volume ; on peut lui adapter des mandrins de toute grosseur, mais celui dont se sert généralement M. Voillemier a 7 millimètres 2/3 de diamètre.

Mode opératoire. — M. Voillemier opère l'individu couché dans son lit ou sur la table de l'amphithéâtre des opérations. Après avoir fait fléchir les jambes et les cuisses et les avoir écartées, il introduit la petite bougie conductrice ; celle-ci arrivée dans la vessie, il visse à sa partie postérieure le conducteur et le fait pénétrer soigneusement dans le canal. Alors il écarte les deux lames, les engage dans les rainures du mandrin et, de la main droite, agissant avec force sur celui-ci, tandis que la main gauche tient solidement les anneaux du conducteur, il lui fait parcourir d'un seul coup tout l'urèthre.

L'opération terminée, il retire le mandrin, après le conducteur et la petite bougie ; il introduit une sonde à demeure qui doit rester en place pendant vingt-quatre heures.

On voit que les deux procédés ne diffèrent pas beaucoup entre eux. Cependant celui de M. Voillemier est préférable. La position du malade est moins gênante, et l'usage de la petite bougie conductrice lui donne un degré de sûreté bien plus grand.

La divulsion, dit-on, est une opération d'une simplicité et d'une facilité d'exécution remarquables ; elle n'exige pas les grandes précautions, nécessaires quand on pratique d'autres procédés dirigés contre la même affection. Étant sûr de l'introduction bien faite de la bougie conductrice, on n'a pas ici à se préoccuper des replis de la muqueuse ; on fait passer d'un seul coup le mandrin, et l'urèthre n'est attaqué qu'aux parties rétrécies. Pour s'assurer que la bougie conductrice est arrivée à la vessie, on n'a qu'à lui faire exécuter des mouvements de va-et-vient, et, si on la sent plonger sans donner à la main la moindre sensation de résistance ou d'élasticité, on peut croire qu'elle est bien introduite ; mais, si l'on conserve le moindre doute à cet égard, on pourra employer une longue tige en acier, qu'on vissera à l'ajutage de la bougie et qu'on fera plonger profondément dans l'urèthre ; on peut alors être sûr que la bougie est allée dans la vessie, si sa pointe ne vient pas se présenter au méat urinaire et si l'on sent que sa marche est libre dans le canal.

Il va sans dire qu'il faut toujours employer des bougies en bon état et ayant une petite cheville dans l'embout métallique, comme le conseille Sédillot. Autrement on pourrait laisser des morceaux de bougie dans la vessie, lesquels produiraient une irritation plus ou moins considérable et pourraient en outre servir de noyaux analogues à celui qui, extrait par le Dr Campello, a été présenté à la Société de médecine pratique par le Dr Mallez.

Une fois la bougie conductrice bien dirigée, les tiges du conducteur l'accompagnent facilement; on n'a qu'à y mettre un peu de soin et de patience. Un doigt introduit dans le rectum, tandis qu'un aide fait baisser le ligament suspenseur de la verge, aidera à conduire l'instrument en cas de difficulté.

Le mandrin, étant bien huilé et engagé entre les lames du conducteur, marche rapidement.

L'extraction de l'instrument n'offre aucune difficulté, et il n'y aurait aucun inconvéninet à le retirer développé, dans le cas où le mandrin serait tenu par les tiges.

On éprouve involontairement une certaine répugnance à rompre avec violence un obstacle situé dans un organe aussi délicat que l'urèthre, dont les sympathies sont si vives, surtout quand on songe aux ménagements qu'exige la dilatation simple. Mais des faits assez nombreux montrent qu'il n'y a pas de parité entre les deux procédés. Nous verrons dans un instant que cette opération n'est pas aussi commode à exécuter qu'on le dit.

Nous avons vu les avantages du procédé de M. Voillemier; nous ne croyons pas cependant qu'il soit au-dessus de toute critique, quoique notre savant maître affirme qu'il ne peut y avoir d'accident si on opère convenablement; il appuie son raisonnement sur une pratique de plusieurs années. Jamais, dit-il, il n'a constaté le moindre inconvénient; il est vrai qu'il accuse un cas de mort qu'il attribue, ainsi que M. Holt, à une cause différente. N'ayant pu analyser l'observation, nous nous abstiendrons de tout commentaire.

Les adversaires de la divulsion croient qu'elle porte les déchirures au delà des points rétrécis. Si cette hypothèse était vraie, l'opération deviendrait mauvaise et se trouverait par cela même assez compromise. Afin d'avoir une idée bien arrêtée à ce sujet, nous avons, à titre d'expérience, et pour vérifier le fait, pratiqué l'opération sur six urèthres différents. Sur le premier, la muqueuse a été lacérée à 3 centimètres du méat ; sur les cinq autres, elle s'est montrée parfaitement intacte dans toute son étendue. Nous croyons donc que les lésions observées dans le premier cas ont été le résultat de notre inexpérience, et nous pouvons affirmer que l'opération, bien exécutée, ne produit aucun dégât sur un canal sain. Sur un urèthre malade, les choses se passent-elles autrement ? C'est ce que nous regrettons de ne pouvoir vérifier. Nul n'ignore cependant que, sur le vivant, la muqueuse est plus ou moins entamée attendu, qu'après l'opération, il y a un léger écoulement de sang.

Nous avons pu nous convaincre que la divulsion est d'une exécution assez difficile et que le mode opératoire, tel qu'il a été décrit jusqu'à présent, est incomplet. Les auteurs disent : introduisez les lames du conducteur dans les rainures du mandrin et poussez celui-ci brusquement ; mais, pour pousser, il faut un point d'appui, et ils ne l'indiquent pas. Nous nous croyons donc autorisé à ajouter quelques mots à ce sujet. Lorsque le mandrin est engagé entre les valves du conducteur, il faut, avant de le pousser, saisir a verge avec la main gauche et l'étirer jusqu'à ce que le pouce et l'index allongés puissent embrasser les anneaux du conducteur ; ce n'est qu'à ce moment que la main droite pourra introduire le mandrin (voir fig. 3, pl. i). On dit encore : poussez brusquement. Pourquoi cette manœuvre brutale ? La douceur ne donne-t-elle pas d'aussi bons résultats ?

Nous avons dejà vu que la méthode de M. Holt ne met, pas plus qu'aucune autre, du reste, à l'abri des récidives ; nous en dirons autant de celle de M. Voillemier, car nous avons rencontré à Necker, salle Saint-Vincent, n° 17, service de M. Guyon, le nommé Théophile Mathurin, âgé de 53 ans, colleur de papier, qui a été uréthrotomisé deux fois et divulsé (par M. Voillemier), il y a eu trois ans et demi, au mois de mai 1871. L'opération obtint un succès complet, mais, le malade ayant négligé de se sonder, le rétrécissement s'est reproduit. Ce n'est qu'au bout de huit jours que M. Guyon, après de vaines tentatives, a fini par faire passer dans la vessie une bougie du plus petit calibre; ce chirurgien se propose de divulser le malade.

La divulsion n'est pas toujours possible, et si, dans ces cas, quoique rares, on s'obstinait à vouloir à tout prix vaincre les difficultés, l'opération pourrait occasionner des accidents plus ou moins graves. Ainsi nous avons eu occasion de voir à Necker, n° 7, salle déjà indiquée, le nommé Lapeyre (Célestin), cordonnier, âgé de 34 ans. Ce malade a eu deux chaudepisses cordées, et chaque fois il a cassé la corde; il est résulté de ces manœuvres un rétrécissement cicatriciel très-dur vers le milieu de la région pénienne; il a été uréthrotomisé déjà une fois par M. Maisonneuve. Le 21 octobre 1871, M. Guyon veut faire la divulsion, mais il lui est impossible de faire passer le mandrin, et, après plusieurs tentatives infructueuses, croyant qu'il serait dangereux de s'obstiner, il se décide à pratiquer, séance tenante, l'uréthrotomie interne.

M. Voillemier s'étonne de voir la nouvelle méthode occasionner des accidents; néanmoins, forcé d'accepter les faits, il les explique par la production de fausses routes. D'après cela, toute complication serait le résultat de la maladresse. Il est naturel, qu'ici, comme ailleurs, elle doit jouer son rôle. Mais, si les fausses routes sont possibles, quelle est l'utilité de la petite bougie conductrice? Ne l'a-t-on pas adoptée précisément pour éviter ces dangers? Le jour qu'elle n'atteindra pas ce but, elle deviendra inutile. N'a-t-on pas, du reste, tous les moyens de s'assurer qu'on est dans la bonne voie?

Quant à nous, qui n'avons aucune espèce de parti pris,

nous pensons que la méthode peut, dans certains cas, devenir dangereuse par elle-même. Nous avons la conviction qu'elle peut occasionner des acicdents que le chirurgien le plus distingué ne saurait éviter. Nous ne savons trop quelle explication en donner ; cependant il ne nous paraîtrait pas absurde d'admettre, comme causes, les contusions ; si le mandrin doit franchir un rétrécissement très-étroit et avec force, la muqueuse peut se trouver plus ou moins abîmée, et nul n'ignore les terminaisons différentes des contusions ; mais nous ne pouvons encore ici que former des hypothèses.

Nous avons eu occasion de voir, dans le service de M. Gosselin, un cas qui semble justifier notre raisonnement. Dans tous les cas, les accidents que nous avons constatés ne sont pas suffisamment graves pour faire admettre l'existence d'une fausse route ; elle nous fournira en même temps une preuve d'insuccès.

OBSERVATION VI.

Trois rétrécissements uréthraux (consécutifs à une chaudepisse cordée) devenus très-étroits deux ans après un traitement par l'uréthrotomie interne. — Divulsion. — Insuccès.

Adrien (Louis), 46 ans, mécanicien, entre à la Charité le 22 novembre 1871 (service de M. Gosselin), salle Sainte-Vierge, n° 6.

Lorsqu'on l'interroge, il raconte ce qui suit : « En 1849 j'étais mili-« taire, j'eus un écoulement que je traitai à l'aide de la potion de Cho-« part, de copahu et d'injections aux sulfates de zinc et de cuivre ; en « 1850, j'usai d'opiat au cubèbe et copahu et d'injections au nitrate « d'argent. En 1851, j'entrai à l'hospice du Roule où on me soumit à « la cautérisation ; en 1866, j'entrai dans le service de M. Civiale qui « me fit subir l'uréthrotomie interne ; en 1869, je fus de nouveau sou-« mis à la même opération par M. Gosselin. J'ai été guéri pendant « quinze mois environ. Vers le 22 novembre le rétrécissement s'était « reproduit, à tel point que je n'urinais plus que goutte à goutte ; je me « décidai à revenir dans le service de M. Gosselin. »

Le 22 novembre, M. Gosselin sonde le malade avec une sonde qu'il laisse à demeure pendant vingt-quatre heures ; il a constaté l'existence d'un rétrécissement cicatriciel. Le 25, la divulsion est pratiquée sans chloroforme, et une sonde est placée à demeure pendant quarante-huit heures. L'opération a été douloureuse, écoulement sanguin insignifiant; l'appétit reste normal.

Le 26 et le 27, rien à noter.

Le 28. Le malade est pris vers 9 heures du matin d'un frisson très-violent suivi d'accès de fièvre, il prend 0,75 de sulfate de quinine. On constate l'existence d'un *phlegmon périnéal;* cataplasmes matin et soir ; l'appétit a diminué, le malade garde le lit.

Le 29. Légers frissons; sulfate de quinine; le malade accuse un peu d'abattement; le pouls est à peu près normal, la miction très-douloureuse; le phlegmon persiste; cataplasmes ; appétit diminué; le malade garde le lit.

Le 30. Même état et même traitement.

Le 1er décembre. Frissons très-légers; sulfate de quinine; l'appétit renaît ; le malade éprouve un peu d'amélioration; frictions à l'onguent mercuriel sur le périnée et cataplasmes.

Le 2. Pas de frissons. Sulfate de quinine par mesure de précaution, onguent mercuriel et cataplasmes ; le malade remarque que le jet de l'urine a diminué en grosseur et en longueur; on place une sonde n° 8 pendant dix minutes.

Le 3. Même traitement, sonde n° 9 pendant un quart d'heure; pas de frissons ; suppression du sulfate de quinine.

Le 4. Traitement *idem;* sonde n° 10 pendant vingt minutes ; le jet est anormal.

Le 5. Le phlegmon existe encore ; on le traite comme les jours précédents. La sonde n° 10 ne passe plus; il en est de même des n°ˢ 9 et 8.

Le 6. Le n° 7 est introduit assez facilement; on veut essayer le 9, mais en vain.

Le 7. Une sonde n° 7 est placée à demeure pendant une demi-heure ; le malade veut essayer le n° 9, mais inutilement, il veut revenir au n° 7 qui refuse de passer.

Le 8. M. Gosselin ne peut pas introduire le n° 7.

Le 9. Le n° 7 peut être introduit ; M. Gosselin essaye le n° 9 sans pouvoir réussir ; il veut revenir au n° 7 qui ne passe plus. En présence d'un pareil insuccès, M. Gosselin se propose de pratiquer l'uréthrotomie interne, ce qu'il aurait déjà fait si le phlegmon eût disparu.

Nous croyons que ce qui vient d'être dit confirme pleinement nos opinions; il est bien évident, quant à présent, que le mode opératoire n'est pas aussi inoffensif que le veulent MM. Holt et Voillemier. L'opération peut occasionner des accidents encore bien plus terribles, quelle que soient d'ailleurs la manière dont les choses se passent.

Nous allons voir que l'instrument lui-même, tout séduisant qu'il paraît, peut produire des dégâts et qu'on peut lui imputer une partie des accidents.

OBSERVATION VII.

(Rédigée par M. Peyrot, interne à Saint-Antoine).
Rétrécissement de l'urèthre. — Divulsion. — Abcès et infiltration urineux du scrotum, consécutifs.

D... (Charles), 45 ans, courtier, entre à Saint-Antoine le 12 septembre 1871, salle Saint-Christophe, nᵒ 21 (service de M. Horteloup), pour une difficulté ancienne de la miction.

Il a eu plusieurs blennorrhagies toujours mal soignées ; la dernière a laissé, depuis plusieurs années, un suintement purulent presque continuel; il urine avec difficulté depuis deux ans; au moindre excès il se trouve pris de rétention presque complète et n'urine plus que goutte à goutte; son état s'est manifestement aggravé dans les derniers mois. On constate un rétrécissement de l'urèthre dans la fin de sa portion spongieuse.

Pendant plusieurs jours, on essaye inutilement de passer une bougie filiforme en gomme. Ce n'est que trois semaines après son entrée que M. Horteloup parvient à introduire dans l'entrée du rétrécissement le bout d'une sonde qui paraît ouvrir la voie, car aussitôt après, il faut faire passer une bougie nᵒ 10 de la filière Charrière; on essaye inutilement, les jours suivants, de dilater progressivement le rétrécissement; les séances sont mal supportées, douloureuses, quoiqu'il n'y ait jamais écoulement de sang, et que le malade ne présente pas de frissons consécutifs; on ne gagne rien.

Le 10 octobre, M. Horteloup pratique la divulsion avec l'instrument de M. Voillemier. Le conducteur à deux branches est introduit avec quelques difficulté, *la petite bougie conductrice n'ayant pu passer;* quant à l'introduction du mandrin, qui était le nᵒ 2 de M. Voillemier, elle est facile et peu douloureuse.

On trouve attaché à l'instrument entre le mandrin et la branche droite du conducteur, un lambeau de tissu blanchâtre, long de 8 à 10 millimètres sur 1 millimètre de large, qui paraît être un lambeau de la muqueuse arraché au niveau du rétrécissement. Écoulement de sang presque nul, sonde à demeure laissée en place vingt-quatre heures (n° 15 de Charrière) ; le malade urine assez bien les jours suivants; mais il se plaint dès le second jour de l'opération, d'un peu de douleur et d'une sensation de gêne au périnée. Deux jours après, gonflement à la racine des bourses qui s'accroît lentement dans la semaine suivante. Le périnée reste parfaitement libre; frissons répétés peu violents; chaleur considérable de la peau. La pression sur la partie tuméfiée détermine, à partir du 18 octobre, l'issue, par la verge, d'une quantité notable de pus ; la miction n'est pas trop entravée, cet état se continue pendant plusieurs jours sans modifications notables; la fièvre est continue et vive; le malade mange peu, ne dort pas, maigrit; la langue est sèche, et l'état général très-grave. On s'assure par des explorations répétées qu'il existe une poche purulente au-dessus de la verge, au niveau de sa racine; la verge tout entière, à ce niveau, est refoulée en bas aussi fortement que ses attaches le permettent. Cet abcès est ouvert le 25 octobre par deux incisions faites sur ses côtés, et un tube à drainage est passé par ces ouvertures; ces incisions ont donné lieu à un écoulement de sang assez notable; on applique sur elles de l'amadou. Le lendemain, les bourses sont tuméfiées et blanchâtres; du sang s'est probablement infiltré dans les lames du scrotum. — Bains, cataplasmes.

Le 27. La tuméfaction s'est considérablement accrue, les bourses sont énormes ; l'état général grave; le malade a deux grands frissons; incisions multiples étendues sur le scrotum, le tissu cellulaire est infiltré de sang et d'urine. Prescription : extrait de quinquina, grand bain. Le malade a passé, dans les jours qui ont suivi, par tous les accidents de l'infiltration urineuse étendue et du sphacèle consécutif; il urine un peu par la verge; mais, au moment de la miction, la plus grande partie de l'urine s'échappe par les ouvertures du scrotum et mouille le lit.

La plaie est pansée à l'huile phéniquée ; le malade, baigné fréquemment et bourré de quinquina, traverse heureusement ces nouvelles épreuves. Un abcès qui s'est produit dans cette période le long du trajet inguinal droit a cédé facilement à deux incisions faites à ce niveau.

L'état général s'est amélioré rapidement. Au 10 novembre, toutes les eschares des bourses sont tombées; les plaies qui restent ont cette couleur rosée, cet aspect vivace que donne le pansement à l'huile phéniquée; l'une d'elles, située à la partie gauche et supérieure des bourses, livre passage à une quantité notable d'urine à chaque miction. Dans le reste de novembre, toutes les plaies du scrotum se sont fermées; celle qui donnait passage à l'urine reste seule, mais elle tend vers la guérison spontanée de la façon la plus rapide.

Le 2 décembre, M. Horteloup fait uriner le malade en sa présence et s'assure que la plaie du scrotum ne donne plus issue à l'urine ; elle est d'ailleurs cicatrisée presque complétement. Le jet de l'urine est peu vigoureux et contourné ; on introduit facilement dans l'urèthre une bougie en gomme n° 14 ; elle est laissée seulement quelques instants.

Le 3. La bougie est introduite de nouveau et laissée vingt minutes.

Le 4. Le n° 15 a pu être introduit très-facilement, puis le n° 16 ; le canal se dilate assez bien. M. Horteloup se propose de pousser la dilatation jusqu'au n° 20 ; il espère que le malade, dont l'état général est maintenant excellent, pourra quitter l'hôpital dans un temps prochain, avec un canal satisfaisant.

Les accidents dont il a été question pourraient à la rigueur justifier la production d'une fausse route, d'autant plus que l'opération a été faite sans la bougie conductrice ; dans ce cas particulier, le conducteur métallique a agi à la manière d'une bougie rigide et est passible, par conséquent, des mêmes reproches. Mais, que le conducteur suive le canal ou qu'il se fraye une voie anormale, les rapports des différentes parties de l'instrument ne changent pas ; les parties molles doivent, dans l'un et l'autre cas, être écartées, mais non emportées, en s'interposant entre les lames et le mandrin.

On pourrait croire que nous sommes hostile au nouveau traitement, mais il n'en est rien ; nous avons seulement exposé des faits en les analysant ; il est vrai qu'ils ne sont guère en sa faveur. Pour être juste et ne pas laisser de fausse impression dans l'esprit du lecteur, nous rapporterons dès à présent une série d'observations qui rachèteront amplement, nous l'espérons, par des avantages bien marqués, tous les accidents que nous avons signalés. On verra que, si la divulsion a éprouvé quelques revers, elle a aussi obtenu des succès considérables et en bien plus grand nombre.

OBSERVATION VIII.

Ponsignon (J.-B.), 57 ans, jardinier, entre le 20 août 1871 à l'hôpital Beaujon, premier pavillon, lit n° 40 (service de M. Dolbeau, suppléé par M. Duplay),

Bonne santé antérieure ; n'a jamais eu de maladies graves. Rien à l'auscultation de la poitrine. Il est entré pour une rétention d'urine à peu près absolue, datant de vingt-quatre heures, et ayant débuté presque brusquement, sans qu'on puisse admettre comme cause un refroidissement ou des excès. Interrogé sur l'affection qui l'a amené à l'hôpital, il rapporte qu'il y a trois ans, il a déjà éprouvé les mêmes accidents qui, comme aujourd'hui, se sont produits brusquement, sans qu'il soit non plus possible de leur reconnaître aucune cause appréciable.

Il fut à cette époque soigné à Saint-Cloud, par le Dr Cigache, qui lui passa, pendant huit jours, dans le canal de l'urèthre, des sondes de plus en plus volumineuses et le guérit. Depuis, il n'eut aucun accident si ce n'est que la miction était lente, et qu'il ne pissait jamais qu'à petit jet ; il n'a jamais remarqué, du reste, que ce jet fût irrégulier ou bifide ; les mictions étaient fréquentes, peu abondantes ; mais elles ne s'accompagnaient ni de douleurs, ni de sensation de cuisson ; il n'a jamais eu la syphilis ni la blennorrhagie ; il avoue des habitudes de boisson ; il boit par jour jusqu'à trois litres de vin ; pas d'alcool, pas d'absinthe ; c'est sur le métier qu'il exerce (jardinier, faucheur) qu'il rejette cette altération si vive. Il ne présente pas, il faut le dire, d'accidents bien déterminés d'alcoolisme ; il n'a ni tremblement des membres, ni altération de la parole, ni rien de notable du côté du foie ; il a conservé son intelligence et sa force musculaire ; pas de rhumatisme antérieur.

État actuel 20 août.

Le jour de son entrée à l'hôpital il présente les signes d'une rétention d'urine presque complète ; au-dessus des pubis la vessie distendue forme une tumeur volumineuse dure et douloureuse à la pression. Ces douleurs s'irradient, bien qu'à la pression, la région des reins ne soit pas douloureuse ; le malade, qui est inondé d'urine, pisse par regorgement. A l'aide d'une bougie n° 8 on constate un premier rétrécissement que l'on peut franchir, mais la bougie exploratrice est arrêtée complétement au devant du bulbe après avoir éprouvé deux ressauts.

La bougie n° 4 ne peut être introduite dans la vessie ; on l'engage dans le dernier rétrécissement qui la tient fortement serrée, et pendant son introduction on peut sentir les parois dures et comme incrustées de place en place ; la bougie n° 4 est gardée pendant un quart d'heure. Prescription : grand bain ; purgatif, huile de ricin, 30 grammes; le soir lavement à l'eau froide.

Les jours suivants, les tentatives faites pour entrer dans la vessie restent infructeuses; la bougie n° 5 pénètre un peu le rétrécissement, mais sans le franchir.

Le 26 août. M. Duplay pénètre dans la vessie avec la bougie n° 5, et en présence de l'état du canal et de la persistance de la rétention d'urine, il se décide à divulser le malade.

Le 29 août. La divulsion est pratiquée à la visite du matin, et une sonde est placée à demeure; aucun accident dans la journée; le soir, à la visite, 95 pulsations; la peau est fraîche, quelques élancements dans le périnée, mais pas de douleur notable.

Le 30. M. Duplay, retire la sonde qui est recouverte de mucus, et prescrit un grand bain; le soir le malade pisse librement par le canal; le jet est projeté régulier, et ce n'est qu'une légère cuisson qui accompagne la miction. Les urines conservées sont assez limpides, alcalines, abondantes, presque sans dépôt.

L'état général est excellent, l'appétit est bon.

Le 11. M. Duplay passe facilement les n°ˢ 34, 35, 36, 37 (Béniqué).

Le 15. Il passe les n°ˢ 37, 38, 39, 40.

Le 18. Le malade demande son exeat, on lui apprend à s'introduire le n° 20.

Nul n'ignore l'inflammation que la dilatation progressive peut déterminer dans le canal de l'urèthre ; souvent le malade ne peut la supporter à cause des accidents qu'elle lui occasionne ; c'est alors que la divulsion peut être d'une grande utilité ; elle se montre supérieure à cette méthode ; elle guérit en effet très-promptement et sans douleur, comme le prouve l'observation suivante, que nous tenons de M. Chrétien, interne au service de M. Laugier.

OBSERVATION IX.

Le nommé Métayer (Alphonse), 33 ans, couvreur, est entré, le 2 septembre 1871, à l'Hôtel-Dieu, salle Sainte-Marthe, n° 45 (service de M. Laugier).

Ce malade n'aurait eu qu'une seule blennorrhagie il y a deux ans; elle dura deux mois, fut traitée par des injections de sulfate de zinc et ne laissa pas de goutte militaire à sa suite, au dire du malade. Il y a un an, la miction devint difficile; le jet d'urine moins fort et projeté moins loin; le canal de l'urèthre difficile à vider à la fin de la miction; les symptômes ne firent que s'accroître jusqu'au jour de sa rentrée à l'hôpital.

L'examen du malade donne les résultats suivants : il n'urine que goutte à goutte et au prix de violents efforts; aucune tumeur le long de l'urèthre, le toucher rectal dénote une prostate saine; on ne peut introduire qu'une bougie filiforme; elle rentre sans trop de difficulté, sans qu'on ait à en tordre le bout, et on ne la sent engagée et serrée dans le rétrécissement (qui se laisse franchir) que lorsqu'elle est arrivée fort près du col vésical. Dès le lendemain le malade peut uriner autour de la bougie ; pendant les huit jours qui suivent, on passe des bougies de numéros plus forts, laissées chaque fois à demeure, et le dixième jour on introduisait une bougie n° 9 (filière Charrière).

A ce moment, 13 septembre, le malade est pris subitement de frissons violents, claquements de dents, suivis d'une sueur abondante, fièvre intense, pouls accéléré et douleur assez vive à la région des reins, exagérée par la pression ; écoulement blanc muco-purulent, très-abondant, non douloureux par l'urèthre, dont l'apparition est accompagnée d'une facilité plus grande de la miction; urine louche contenant de l'albumine en assez faible proportion. M. Le Dentu (suppléant M. Laugier) suspend l'usage des bougies. (Pas d'injections; 12 sangsues à la région des reins opiat.) Ces phénomènes se dissipent peu à peu et avaient disparu vers le 15 septembre. Craignant de nouvelles complications s'il revenait à la dilatation progressive de l'urèthre, M. Le Dentu pria M. Voillemier de divulser ce malade.

Opération le 21 octobre. A ce moment on peut introduire la bougie n° 8 de la filière Charrière. L'introduction du divulseur est facile, malgré une étroitesse grande du méat urinaire; l'opération n'est suivie d'aucune hémorrhagie; on donne au malade 0,25 de sulfate de quinine. Une heure après l'opération, le malade enleva lui-même la grosse sonde de gomme, que M. Voillemier lui avait fixée, à cause de la douleur qu'elle lui occasionnait; le soir quelques frissos et une fièvre très légère; 0,25 de sulfate de quinine.

Le 22. Une nouvelle sonde un peu moins forte que la première est introduite sans difficulté et sans trop de douleur ; le malade la conserve quelques heures; pas de fièvre; pas d'écoulement uréthral.

Le 23 et jours suivants pas de fièvre; le jet d'urine est volumineux, les grosses sondes passent facilement; le malade ne se plaint que d'un peu de cuisson à la fin de la miction ; pas d'écoulement uréthral.

Le 30, le malade sort guéri emportant la recommandation de se sonder au moins une fois par semaine.

Nous avons eu occasion de voir dans le service de M. S. Duplay, notre chef, un malade dont l'histoire est des plus intéressantes. Il a été sujet à des abcès urineux périodiques suivis de fistules. On l'a traité par la dilatation progressive qu'il a fini par ne plus pouvoir supporter. La divulsion a obtenu un plein succès. Nous allons rapporter l'observation telle qu'elle a été rédigée par M. Lebail (interne). Outre l'intérêt qu'elle offre, elle prouve avec quelle facilité le patient a supporté l'opération.

OBSERVATION X.

Ramage (Pierre), commis, 46 ans, entre le 23 mars 1871 à Beaujon, deuxième pavillon, n° 31 (service de M. S. Duplay).

Cet homme a eu, en 1848, une blennorrhagie qu'il a gardée, sans suivre aucun traitement jusqu'en 1852. A cette époque, il commença à éprouver des difficultés de plus en plus grandes pour uriner, et bientôt il fut pris brusquement, d'une rétention d'urine. Il consulta alors un médecin, qui essaya en vain le cathétérisme ; cette première tentative fut suivie d'une uréthrorrhagie assez abondante, et le malade resta pendant quarante-huit heures sans pouvoir uriner. Il entra à l'Hôtel-Dieu (service de M. Jobert, remplacé par M. Broca). A ce moment, dit-il, le ventre était très-gros, les bourses volumineuses, les parois abdominales et thoraciques tuméfiées. Le lendemain de son entrée à l'hôpital on parvint avec de grandes difficultés à faire pénétrer dans la vessie une sonde du plus petit calibre qui fut fixée à demeure ; en même temps furent pratiquées des incisions multiples dont on retrouve encore les cicatrices de chaque côté de la racine de la verge, sur le périnée, en arrière des bourses, sur la paroi abdominale, en avant et en arrière de la crête iliaque droite, sur la paroi latérale droite du thorax. Le malade se rétablit de ces accidents et, pendant un séjour de quatre mois à l'Hôtel-Dieu, il est soumis au traitement par la dilatation lente et progressive. Il sort de l'hôpital, urinant sans difficulté et cesse tout traitement. Au bout de six mois surviennent de nouveaux accidents qui obligent le malade à entrer de nouveau à l'hôpital (Lariboisière). La miction n'est pas entièrement suspendue, mais très-pénible et douloureuse ; le périnée est le siége d'une tumeur qu'on incise immédiatement et donne issue à du pus et de l'urine ; puis on entreprend la dilatation du rétrécissement à l'aide de sondes de plus en plus volumineuses laissées en place une demi-heure seulement chaque jour ; on alla ainsi graduellement jusqu'au n° 20, qui ne fut pas dépassé ; au bout de deux mois le malade sort de l'hôpital et, comme la première fois, laisse de côté tout traitement. Il urine d'ailleurs très-aisément uniquement par le canal de l'urèthre, la fistule périnéale étant entièrement cicatrisée.

En 1870, nouvelles difficultés pour uriner et nouvel abcès au périnée. Le malade entre à la Maison municipale de santé (service de M. Demarquay) ; l'abcès urineux est ouvert et, pendant quinze jours, des bougies sont introduites dans la vessie et gardées une demi-heure chaque fois ; le seizième jour, une sonde est fixée à demeure ; mais alors survient un accès de fièvre, avec frisson violent et une hémiplégie droite qui existe encore aujourd'hui. La sonde est enlevée et, à partir de ce jour, le cathétérisme est abandonné. Au bout de trois mois le malade quitte l'hôpital urinant encore assez facilement et uniquement par le canal de l'urèthre.

Le 23 mai 1871 il entre à l'hôpital Beaujon ; il accuse une gêne notable de la miction qui s'est accrue peu à peu, au point que, deux mois après environ son arrivée, il n'urine plus que goutte à goutte et avec douleur ; en même temps paraît au périnée une tumeur rouge fluctuante, douloureuse, dont l'incision donne issue à du pus et de l'urine ; cinq jours après l'ouverture de cet abcès urineux, une bougie du plus fin calibre est, non sans difficulté, introduite dans la vessie et fixée à demeure ; elle est enlevée au bout d'une semaine, et remplacée par une autre plus volumineuse que le malade garde le même temps.

Le traitement est continué de la même manière jusqu'à la fin du mois de septembre 1871, mais avec de fréquentes interruptions motivées par des accès de fièvre, des frissons, des accidents généraux que le malade a éprouvés à différentes reprises. On peut constater la tendance excessive du rétrécissement à revenir sur lui-même et à se resserrer rapidement dès que la dilatation est suspendue ; à chaque tentative nouvelle, après une interruption, il faut rétrograder dans le choix de l'instrument et revenir à une bougie beaucoup plus fine que celle à laquelle on était déjà parvenu, et que l'état du malade n'avait pas permis de laisser en place. En dernier lieu, au commencement du mois d'octobre, le rétrécissement, pendant une semaine, est devenu infranchissable avec une bougie à boule (n° 20, filière Charrière) ; à cette même époque le fistule périnéale consécutive à l'abcès urineux n'est pas encore cicatrisée et donne passage à une petite quantité d'urine pendant la miction.

Opération. — Le dimanche 8 octobre, la divulsion du rétrécissement est pratiquée à l'aide du divulseur cylindrique de M. Voillemier.

Le malade éprouve, au moment où on enfonce le mandrin, une douleur assez vive, mais très-supportable, dit-il, et surtout de très-courte durée. Il nous a plusieurs fois affirmé qu'au bout de quelques minutes, cette douleur avait entièrement cessé pour ne plus reparaître. Immédiatement après la divulsion, une sonde en gomme élastique, n° 18, est introduite dans la vessie, fixée à demeure, et laissée en place seulement pendant vingt-quatre heures. Cette première journée, ainsi que les suivantes, ne fut marquée par aucun accident ; pas de fièvre, pas de frisson. Depuis une semaine, le malade a pris, d'une manière préventive, 0,25, puis 1 gramme de sulfate de quinine chaque jour ; ce médicament est encore prescrit à la même dose pendant quelques jours après l'opération.

Les 9 et 10, le malade reste sans sonde ; la miction s'acccomplit aisément, et ne provoque aucune douleur ; l'urine coule à la fois par l'urèthre et par la fistule périnéale.

Le 11, on essaye d'introduire dans la vessie une sonde d'étain ; mais cette première tentative présentant, chez ce malade, une certaine difficulté, on se sert d'une bougie en gomme élastique, n° 21, qui n'est laissée en place que quelques instants ; cette manœuvre est répétée chaque matin jusqu'au 20 octobre.

Vers la fin de la première semaine qui a suivi l'opération, un écoulement muco-purulent s'est établi par l'urèthre et par la fistule périnéale, et a persisté pendant huit à dix jours.

A partir du 20 la bougie n° 21 est remplacée par un autre n° 23, que le malade garde chaque jour d'abord une demi-heure, puis une heure, et enfin une heure et demie ; la miction s'accomplit toujours aussi facilement en jet et sans douleur.

Au commencement de novembre, la fistule périnéale est entièrement oblitérée et ne donne plus passage à l'urine qui coule uniquement par l'urèthre ; le périnée est le siége d'une induration peu étendue là où s'était formé l'abcès urineux ; à ce même niveau les parois de l'urèthre semblent indurées et épaissies, et les doigts qui poussent la bougie perçoivent une sensation de dureté et de résistance comme si l'instrument s'engageait dans un tube à parois rigides.

Le malade quitte l'hôpital le vendredi 10 novembre 1871. On lui a appris à introduire le n° 21, qu'il doit placer de temps en temps.

M. le professeur Dolbeau, notre ancien chef, a bien voulu nous prêter les trois observations suivantes ; elles sont très-intéressantes et surtout fort curieuses ; les tracés du pouls et de la température ont été pris deux fois par jour, avec beaucoup de soin ; nous appelons l'attention du lecteur principalement sur la onzième ; on verra par exemple que le 13 mars, onze jours après l'opération, le pouls descend à 48 pulsations sans qu'on ait rien d'anormal à noter sous le rapport de la santé.

La douzième montre avec quelle rapidité les rétrécissements tendent à se reproduire si on néglige le cathétérisme consécutif à la divulsion. (Voir pour les figures notre planche II.)

OBSERVATION XI. (Voir fig. 1, pl. II.)

Le nommé Bouvier (Louis), âgé de 41 ans, maçon, demeurant rue du Chemin de fer de Nanterre est entré, le 29 février 1869, à Beaujou, premier pavillon, lit n° 50 (service de M. Dolbeau).

Ancien soldat (2e dragons) extrêmement vigoureux; il ne se rappelle pas le nombre de ses blennorrhagies, au moins huit ; la première à l'âge de 18 ans et la dernière à 38; signes certains d'alcoolisme, rétention incomplète d'urine depuis un an, à la suite d'une ribote. Le 12 février, il a été vingt-quatre heures sans pouvoir uriner ; comme il est très-peu intelligent il ne donne que des renseignements incomplets sur la forme et la force du jet.

M. Dolbeau reconnaît un rétrécissement au lieu d'élection. 2 mars, divulsion; mandrin n° 1 Voillemier; peu de résistance; sonde à demeure pendant 24 heures.

Mars.		Température.	Pouls.	OBSERVATIONS PARTICULIÈRES.
2	matin.	36,8	70	Nuit agitée , l'opéré a retiré sa
	soir.	37,8	84	sonde vers minuit et a uriné seul avec beaucoup de douleurs.
3	m.	36,7	64	
	s.	37,4	72	
4	m.	37,9	96	Miction très-douloureuse et interrompue; langue sèche, soif vive; Une bouteille d'eau de Sedlitz. nuit très-bonne.
	s.	38,4	110	
5	m.	37,9	76	
	s.	39,		

Mars.		Température.	Pouls.	OBSERVATIONS PARTICULIÈRFS.
6	m.	37,3	76	Langue sèche, soif vive. Une bou-
	s.	39,4	92	teille d'eau de Sedlitz : nuit très-
				bonne ; écoulement uréthral
				abondant, boursouflement no-
				table du méat urinaire.
7	m.	38,	72	
	s.	38,3	80	
8	m.	37,8	64	On passe facilement le nº 3ʹ, dou ˂
	s.	38,7	76	leur modérée.
9	m.	37,	58	Etat satisfaisant, langue humide ;
	s.	37,8	64	appétit.
10	m.	36,7	56	Cathétérisme nº 24.
	s.	36,	58	
11	m.	36,8	50	
	s.	36,	54	
12	m.	36,9	50	Cathétérisme nº 24 ; passage serré;
	s.	38,	60	douleur.
13	m.	36,4	48	
	s.	36,5	50	
14	m.	37,	50	Cathétérisme nº 25 ; passage facile.
	s.	36	52	
15	m.	36,8	54	
	s.	37,6	70	
16	m.	37,2	60	
	s.	36,4	68	

On ne prend plus ni pouls, ni température; le 20, exeat ; plus d'écoulement uréthral ; miction facile et à gros jet.

Le 15 mai, Bouvier revient; miction difficile et douloureuse; la sonde nº 12 passe facilement; bain prolongé.

Le 20, nᵒˢ 18 et 20 introduits sans peine.

Le 22, nº 21.

Le 23, nº 23.

Le 25, nₒ 24 passe facilement.

Le 26, exéat sur sa demande ; il promet de revenir.

OBSERVATION XII (Voir fig. 2, pl. II.)

Joannin (Joseph), menuisier, demeurant, nₒ 71, rue du Faubourg-Saint-Martin, est entré le 1ᵉʳ janvier 1869, à Beaujon, premier pavillon, lit n 29 (service Dolbeau).

Cet homme, vigoureux, est très-amaigri depuis six mois; plus de quatre blennorrhagies; la première date de 1850; les autres entre 1854 et 1858, époque de son mariage; elles furent toutes soignées avec des injections très-fréquentes que prescrivait un pharmacien de la rue du Temple; la dernière dura près d'une année et à la suite, le jet de l'urine était assez faible. Les excès de café et de vin ne l'ont jamais incommodé.

En 1868, à la suite d'une quinzaine de fort travail (juillet), la miction devint pénible et très-difficile; le jet de l'urine était en lame et se divisait en trois filets; en décembre de la même année, plus de 20 mictions pendant le jour; le malade se réveillait cinq ou six fois la nuit et pissa deux ou trois fois un peu de sang; en janvier, il fut pris deux fois de rétention d'urine et se fit sonder par un médecin qui lui conseilla d'entrer à l'hôpital; le 24 janvier, le cathétérisme fut suivi d'un violent frisson qui dura deux heures.

Le 1er février, le malade est admis à l'hôpital; urine brûlante, rétention presque complète; bain prolongé.

Février.		Température.	Pouls.	OBSERVATIONS PARTICULIÈRES.
1	matin.	38,2	120	
	soir.	37,5	80	
2	m.	36,5	70	M. Dolbeau constate l'existence d'un rétrécissement très-serré au niveau du bulbe; une bougie filiforme est introduite avec beaucoup de peine. 1 bouteille d'eau de Sedlitz.
	s.	37,1	74	
3	m.	37,4	58	Divulsion avec le mandrin n. 1 Voillemier, résistance extrême; nuit très-satisfaisante; la sonde n. 22 a été très-bien supportée; première miction libre très-douloureuse.
	s.	39,2	70	
4	m.	37	64	
	s.	37,4	68	
5	m.	37	58	Cathétérisme avec la sonde n. 24; passage facile; pas de douleur; langue humide; appétit très-satisfaisant.
	s.	37,2	60	
6	m.	37,1	58	Ecoulement uréthral verdâtre abondant; miction sans douleur.
	s.	37	58	
7	m.	37	54	Cathétérisme avec la sonde n. 25.
	s.	37,2	58	
8	m.	37	58	

Le pouls n'a pas été pris au quart à cause du peu de fréquence.

10 février. L'écoulement uréthral est presque tari, cathétérisme avec la sonde no 25.

14 février. Cathétérisme très-facile avec le n_0 25 ; plus trace d'écoulement uréthral.

17 février. Le malade sort avec sa sonde.

Le 2 ou 5 juin nous le revoyons ; il a négligé de se sonder et ne peut plus faire pénétrer sa sonde ; son dernier cathétérisme est du 7 mai. M. Dolbeau introduit facilement le no 24 et le laisse un quart d'heure en place.

OBSERVATION XIII. (Voir fig. 3, pl. II.)

Durot (François), âgé de 45 ans, parqueteur, demeurant 5, rue Langehaut, entre le 20 janvier 1869, premier pavillon, lit no 46, à Beaujon (service de M. Dolbeau).

Cet homme est maigre et très-nerveux ; il a toujours été souffrant sans cependant être obligé d'interrompre son travail ; il se plaint de palpitations de cœur et a été réformé à l'âge de 25 ans ; on constate effectivement les signes d'une légère insuffisance de la valvule mitrale, antécédents rhumatismaux ; la première attaque de rhumatisme semble coïncider avec une première blennorrhagie ; en 1849, le genou gauche, puis le poignet gauche furent successivement atteints ; cette blennorrhagie dura deux mois et fut à peine traitée (tisane, poudre des voyageurs, pas d'injection). En 1855 seconde chaudepisse qui dura plus de six mois (copahu, cubèbe, injection de nitrate d'argent). Le malade dut entrer à l'hôpital de Verdun d'où il sortit guéri ; la miction a depuis été parfaite. Il y a trois ans, janvier 1866, à la suite d'une ribote, il eut une rétention complète d'urine ; on lui prescrit un bain à l'hôpital Saint-Louis ; on ne le sonda pas ; l'émission de l'urine se fit sans peine dans le bain ; à la suite de cet accident il constata une sensibilité extrême du canal à la suite du moindre excès de bière ou de café ; le jet était cependant toujours fort ; durant l'été de 1867 il commença à s'apercevoir que ce jet se faisait en tire-bouchon et qu'i devait faire les plus grands efforts pour uriner ; ses camarades se moquaient de lui parce que l'effort était tel qu'il lâchait forcément, avec bruit, des vents ; il ne consulta personne et prit en tisane des paquets d'herbes que lui vendait un pharmacien.

Les choses s'aggravèrent en 1868 ; il se présentait au vase plus de cent fois par jour et pissait presque goutte à goutte sur ses souliers.

En décembre 1868, il resta par deux fois quarante-huit heures sans uriner; la rétention cessa dans un bain chaud chaque fois.

Le 20 janvier il se présente à l'hôpital avec une rétention d'urine qui date de quarante-huit heures; la vessie dépasse les pubis d'environ cinq centimètres; la verge est allongée et le prépuce humecté par de l'urine; une bougie n° 10 passe sans peine; le malade urine entre la sonde et le canal.

M. Dolbeau constate, avec la sonde à boule, l'existence d'un rétrécissement allongé en arrière du bulbe, sensibilité très-vive et spasme facile du canal; du 22 mai au 28 bains, tisane de chiendent; pas de cathétérisme; la miction est assez commode; 28 janvier, impossible d'introduire la sonde n° 10.

Février.		Température.	Pouls.	OBSERVATIONS PARTICULIÈRES.
1	matin.	37	70	M. Dolbeau dit qu'il pratiquera la
	soir.	37,2	80	divulsion.
2	m.	37	76	
	s.	37,5	84	
3	m.	32,5	80	Une bouteille d'eau de Sedlitz.
	s.	38	100	
4	m.	47,2	100	Divulsion avec le n. 1 de l'instrument de Voillemier; léger écoulement de sang par la verge, on applique à demeure une sonde n. 24; la température, le matin, a été prise une heure avant l'opération.
	s.	38	96	
5	m.	38,4	70	On enlève la sonde à demeure; miction très-douloureuse.
	s.	38,8	104	
6	m.	38,9	108	Un peu de froid dans la nuit, pas de claquements des dents; le veilleur a ajouté une couverture et la chaleur est revenue; il n'y a pas eu de sueur, langue humide; soif et peu d'appétit.
	s.	39,1	104	
7	m.	37,2	80	Miction moins douloureuse.
	s.	38,6	100	
8	m.	37	70	Rien de particulier; miction moins douloureuse, la sonde 24 passe facilement.
	s.	38,2	100	
9	m.	36,8	80	La sonde 24 passe très-facilement.
	s.	38	100	

Février.		Température.	Pouls.	OBSERVATIONS PARTICULIÈRFS.
10	m.	36,8	80	
	s.	37,6	90	
11	m.	37	70	
	s.	37,3	84	
12	m.	36,8	78	
	s.	37,1	76	
13	m.	30,5	78	Miction parfaite indolente, sonde
	s.	36,9	76	n. 25.
14	m.	36,5	64	
	s.	36,7	70	
15	m.	36,5	70	
	s.	36,8	70	

On ne prend plus la température.

Le 18, on sonde très-facilement le malade, miction parfaite.

Le 27, on le désigne pour Vincennes.

Le 2 mars, exeat pour Vincennes, pâle et assez affaibli.

CHAPITRE III.

ACCIDENTS. — SOINS CONSÉCUTIFS A LA DIVULSION. — RÉSULTATS DE CETTE OPÉRATION.

Parmi les accidents qui accompagnent la divulsion, il y en a qui sont constants, inséparables de l'opération, comme par exemple : la douleur, l'hémorrhagie, l'uréthrite limitée et la fièvre traumatique ; ces phénomènes n'ont aucun caractère de gravité et disparaissent d'eux-mêmes ; mais il en y a aussi qui sont de véritables complications et qui dépendent de circonstances que le chirurgien ne peut pas toujours éviter ; ils exigent un traitement particulier ; tels sont : certains accidents fébriles, la phlébite (voir notre obs. 2), l'infection purulente (voir obs. 4), des phénomènes inflammatoires du côté de la vessie et des reins, l'infiltration d'urine et les abcès péri-uréthraux (obs. 7).

Douleur. — Elle se produit d'une manière invariable toutes les fois qu'on introduit dans l'urèthre un instrument quelconque; une sonde, quand le canal n'y est pas habitué, provoque une sensation de chaleur, de cuisson, qui cesse après son extraction, en laissant un état de malaise particulier.

Si l'on agit brusquement, si l'on rompt subitement un rétrécissement, en pratiquant la divulsion, on produit une véritable douleur; mais elle est loin d'être en rapport avec ce qu'on pourrait s'imaginer. Les malades en effet, qui ont subi cette opération, nous ont affirmé que la douleur qu'ils avaient éprouvée avait été insignifiante et de très-courte durée. Dans quelques cas néanmoins la divulsion produit une douleur assez vive sans qu'on puisse l'expliquer autrement que par l'état nerveux du sujet et la grande sensibilité de son urèthre.

Quand on ne laisse pas de sonde à demeure après l'opération, les premières mictions produisent une sensation de brûlure assez forte pour incommoder le malade.

Hémorrhagie. — Les hémorrhagies, après les opérations, ont été divisées en *primitives* et *secondaires;* cette division n'a pas ici une grande importance; en effet l'hémorrhagie primitive, c'est-à-dire l'écoulement de 25 à 30 gouttes de sang après la sortie de l'instrument, est un phénomène très-commun après cette opération; mais on peut affirmer que jusqu'à présent on n'a jamais eu à se plaindre des accidents sous ce rapport et l'on peut même se demander si le nom d'hémorrhagie est bien appliqué pour désigner la sortie d'une quantité de sang si minime qu'elle ne remplirait pas une petite cuiller.

Il y a des urèthres qui saignent au moindre contact, et là où la simple introduction d'une bougie molle pourrait être suivie d'une hémorrhagie, il ne serait pas étonnant, si, en employant un autre procédé quelconque plus éner-

gique, on se voyait aux prises avec un accident fâcheux ;
cette circonstance ne passera pas inaperçue si le chirurgien
sonde le canal pour établir son diagnostic, et alors c'est
à lui de s'abstenir d'une opération quelconque avant que
l'état de l'urèthre soit modifié. Si les hémorrhagies
primitives ne se montrent pas dans la divulsion, il est
bien naturel de croire que les secondaires ne viendront
jamais.

Uréthrite. — C'est un phénomène qu'on ne peut éviter
après la divulsion ; elle se produit toujours, mais d'une
manière plus ou moins intense. Il est facile de s'expliquer
la fréquence de cette uréthrite ; on a produit une déchirure
à la place du retrécissement ; il va se passer là un travail
de réparation pour combler l'intervalle des lèvres de cette
déchirure, et le premier résultat de ce travail, c'est l'inflammation ; ordinairement les malades n'accusent aucune
espèce de phénomène qui doive attirer l'attention sur ce
point, si ce n'est une petite sensation douloureuse à chaque
miction et un écoulement muco-purulent qui s'établit trois
ou quatre jours après l'opération, si peu abondant qu'il
tache à peine la chemise et qu'il cesse spontanément après
huit ou quinze jours. D'autres fois cet écoulement persiste
pendant un temps assez long, devient chronique et exige
qu'on intervienne pour le faire disparaître ; dans quelques
cas elle peut constituer une complication sérieuse ; alors
l'inflammation prend des proportions plus grandes, se propage aux testicules, à la vessie, aux reins et exige un traitement énergique. Quand elle se complique d'une phlébite
des veines de la verge et que, celle-ci s'étendant à la cuisse,
est suivie d'infection purulente, la vie du malade est gra-
vement compromise (voir obs. 7).

Nous n'entreprendrons pas l'énumération des moyens
employés contre ces complications ; nous nous contenterons
de renvoyer le lecteur aux traités spéciaux de pathologie
chirurgicale.

Pour prévenir le développement d'une néphrite trop intense, ou appliquera de grands cataplasmes émollients sur l'hypogastre, le périnée et les bourses ; si ces soins ne réussissent pas, on aura recours aux saignées locales, aux pommades résolutives et aux bains tièdes prolongés.

Infiltration d'urine. — Cet accident ne complique presque plus aujourd'hui les opérations pratiquées dans le canal de l'urèthre. Après la divulsion, elle est aussi rare qu'à la suite des autres opérations ; néanmoins elle se produit quelquefois (voir obs. 7).

Fièvre. — Elle présente des caractères différents selon les causes qui la produisent ; les accès sont le résultat : 1° *du traumatisme ;* 2° *de l'absorption de l'urine ;* 3° *de l'inflammation.*

La fièvre traumatique résulte du retentissement sur l'économie de l'ébranlement local produit par l'opération ; elle est caractérisée généralement par la céphalalgie, du malaise, une légère accélération du pouls et l'augmentation de la température ; son intensité varie selon l'état des individus, leur constitution tet eur impressionnabilité ; quelquefois elle est si légère, qu'elle passe inaperçue pour le malade ; elle ne se manifeste que par une petite augmentation de la température avec fréquence du pouls.

La fièvre par absorption de l'urine est fréquente quand on n'emploie pas la sonde à demeure, ou quand, faute de surveillance, elle se bouche ; ordinairement les choses se passent de la manière suivante : le malade, auquel on n'a pas laissé de sonde à demeure après l'opération, garde ses urines pendant quelques heures ; mais quand il vient à uriner, il éprouve une sensation très-prononcée de brûlure ; ensuite un frisson lui parcourt tout le corps ; d'abord peu intense, il revient avec plus d'énergie et se répète plusieurs fois. Il survient de la céphalalgie, des nausées, des vomissements ; le pouls devient rapide, plein, dur ; la température augmente considérablement et la fièvre est enfin déclarée. Après une ou deux heures, la transpiration s'établit et tout finit là ordinairement. Quelquefois cet accès se prolonge et prend une intensité considérable ; d'autres fois il se répète plusieurs fois et dans ces cas il exige une médication active et une grande surveillance.

L'épididyme, la vessie et les reins peuvent, par leur inflammation, donner lieu à la fièvre symptomatique ; celle-ci peut ou non être suivie de frissons ; elle persiste ordinairement plus longtemps et est accompagnée de phénomènes qui indiquent le siége de l'inflammation.

Quand on aura à traiter un malade qui présente un accès de fièvre urineuse, on devra d'abord s'adresser à la cause primitive de l'accident et agir contre elle. On examinera donc s'il y a un obstacle à la sortie de l'urine ; on videra la vessie et on pourra même la laver à l'eau simple ou additionnée d'une très-faible proportion d'acide phénique ; cela fait, on augmentera la dose de sulfate de quinine, sous l'influence duquel était déjà le malade, et l'on provoquera la transpiration au moyen d'infusions chaudes appropriées.

Si l'on a affaire à une fièvre symptomatique, outre l'application de ceux des moyens que nous venons d'indiquer qui pourraient servir dans ce cas, on devra chercher l'organe d'où provient le mal pour aller l'y combattre.

Abcès péri-uréthraux. — Cet accident est extrêmement rare, cependant il peut exister (voir obs. 4). Le chirurgien doit en pratiquer l'ouverture.

Soins consécutifs à la divulsion. — Ces soins sont de la plus grande importance et souvent ce sera grâce à leur application qu'on parviendra à éviter les accidents dangereux que nous venons de passer en revue.

En général, les chirurgiens s'accordent aujourd'hu

pour laisser dans l'urèthre une sonde à demeure après l'opération; cette mesure, qui est d'une grande utilité, attendu qu'elle évite le contact immédiat de l'urine sur une plaie récente du canal et lui assure un écoulement facile, est cependant négligée par certains chirurgiens qui, après avoir vidé la vessie, retirent la sonde et abandonnent l'urèthre à ses propres ressources pendant un temps plus ou moins long. M. Holt adopte cette dernière conduite, tandis que M. Voillemier et les autres chirurgiens de Paris emploient la sonde à demeure.

M. de Carvalho (1) dit : « Tous les malades que nous avons vu opérer par M. Holt nous ont bien assuré qu'ils éprouvaient une sensation désagréable et souvent douloureuse aux premières mictions. La sonde à demeure offre l'avantage d'éviter cette douleur; mais son principal avantage est d'assurer à l'urine un écoulement facile et d'empêcher ainsi le production des conditions qui déterminent l'intoxication. Cependant pour qu'il surgisse des symptômes d'absorption urineuse, il faut qu'une circonstance particulière accompagne le contact de l'urine avec la plaie produite par l'opération : cette circonstance c'est la pression. Supposons par exemple un malade uréthrotomisé; plaçons-lui une sonde à demeure et fixons-la dans la vessie; que cette sonde vienne à se boucher, par un caillot, par un petit calcul ou même par le fausset que le malade oublie d'ôter toutes les deux heures, comme on le lui a recommandé, voyons ce qui va se passer : l'urine, s'accumulant dans la vessie et ne pouvant sortir, marche jusqu'au rétrécissement, par la portion de l'urèthre qui lui est postérieure et qui est dilatée; arrivant là, par la pression vésicale, elle cherche à passer entre le canal et la sonde et se trouve alors en contact avec la plaie sous une pression considérable : *le malade pisse dans ses veines.*

(1) M. de Carvalho, thèse déjà citée, p. 39.

Il peut arriver que le malade auquel on a placé une sonde convenable, mais dont le rectum n'a pas été vidé le matin de l'opération, éprouve le besoin d'aller à la selle; par les efforts de la défécation, l'urine passe entre la sonde et le canal; aussitôt après, frissons, fièvre et autres symptômes de l'absorption urineuse.

Il résulte de ces faits, que la sonde à demeure est d'une utilité incontestable; cependant il ne faut pas qu'elle soit trop grosse; on la laissera ouverte, sans fausset; le malade placera son urinal entre les cuisses et pissera goutte à goutte pendant toute la journée; pendant la nuit il pourra user du fausset en ayant soin d'ouvrir la sonde très-fréquemment; elle doit rester vingt-quatre heures dans le canal; quelquefois dans les cas de rétrécissements trèsdurs on peut la laisser plus longtemps; on la fixe pour que les contractions de la vessie ou les mouvements du malade ne la fassent sortir.

Dilatation consécutive. — Pour conserver les bons résultats d'une opération quelconque sur les rétrécissements de l'urèthre, il faut d'abord un sondage méthodique quelque temps après l'opération, et ensuite, que le sujet se fasse passer ou se passe lui-même de temps en temps une bougie du calibre conseillé par le chirurgien. Si les malades méprisent ce conseil, ils verront tôt ou tard le rétrécissement récidiver.

Quand on a obtenu une ampleur admettant les n°ˢ 18 ou 20 de la filière Charrière, on est arrivé à donner au canal un diamètre propre à toutes ses fonctions, et pour le conserver, il suffit de donner au malade une bougie n° 16 et lui conseiller de se la passer tous les quinze jours.

On commencera la dilatation quinze à vingt jours après l'opération, et il n'est pas absolument nécessaire de diminuer ce terme; c'est un fait admis que l'urèthre opéré d'un rétrécissement ne perd aucunement son diamètre par un repos prolongé : un mois après une divulsion (si elle n'échoue pas), on passe facilement la sonde qu'on avait employée après l'opération.

Résultats de la divulsion. — Cette opération a été vantée à outrance surtout à Londres. Les succès nombreux que M. Holt a obtenus ont donné à cette nouvelle méthode une réputation telle que presque tous les chirurgiens anglais ont fini par l'adopter. Nous avons vu que tous n'ont pas été aussi heureux que lui.

A Paris elle a donné jusqu'à présent des résultats généralement satisfaisants ; il est vrai qu'elle n'a guère été pratiquée encore ; elle tend cependant à prendre de l'extension ; les quelques observations que nous avons pu recueillir, peu nombreuses il est vrai, le prouvent d'une manière évidente. Sur huit cas que nous avons rapportés, six confirment les avantages accordés à la divulsion ; les deux autres lui sont un peu moins favorables, car dans l'un, elle a été suivie d'insuccès et dans l'autre, elle a occasionné des accidents tellement graves que le malade a manqué d'en mourrir (voir nos obs. 6 et 7) ; nous avons vu qu'elle ne met pas à l'abri des récidives (obs. 7). Lorsqu'il ne surgit pas de complications elle se fait remarquer par la rapidité avec laquelle elle procure la guérison. M. Voillemier qui a le plus pratiqué cette opération n'a qu'à s'en louer ; il a réuni à peu près quatre-vingts observations parmi lesquelles on ne trouve le moindre accident ; il est vrai qu'on signale un cas de mort ; mais nous avons déjà dit que notre savant maître n'attribue pas ce revers à l'opération. En admettant que la divulsion eût occasionné la mort, on pourrait encore affirmer que les résultats obtenus sont bons, car il n'y aurait en somme qu'une mortalité de 1 pour 88 (en ajoutant nos observations).

Nous trouvons dans la thèse de M. de Carvalho, une collection de 120 observations présentées à la Société de Londres, en novembre 1870, par M. John. D. Hill; nous y comptons 118 guérisons et 2 morts.

Des 118 guéris, tous, excepté un, d'un urèthre naturellement petit, admettaient le n° 11 (20 filière Charrière) à leur sortie de l'hôpital.

Les fausses routes, exigeant un peu de soin pour l'introduction du divulseur (de Holt), n'empêchèrent pas toutefois la guérison des malades. On n'eut jamais des accidents que dans les deux cas de mort. Dans l'un d'eux, l'opération en fut la cause; dans l'autre, la mort fut complétement indépendante de l'opération. En supposant que les deux fussent imputables à la divulsion, on aurait une mortalité de 1,2/3 pour 100, ce qui serait un résultat encore satisfaisant. Nous croyons donc que les succès que cette méthode a obtenus malgré tous les reproches qu'on puisse lui adresser, justifient d'une manière suffisante l'importance qu'on lui a donnée.

———

CHAPITRE IV.

INDICATIONS. — CONTRE-INDICATIONS. — PARALLÈLE ENTRE LA DIVULSION ET L'URÉTHROTOMIE INTERNE. — CONCLUSIONS.

Nous tâcherons, ici, comme précédemment, de fournir autant que possible des faits à l'appui de ce que nous avancerons; mais avant d'établir les indications particulières de la divulsion nous allons étudier les divers procédés inventés pour le traitement des rétrécissements; il faut que nous établissions ce qui mérite d'être conservé et ce qui doit être abandonné. Chaque procédé a affiché à son tour la prétention de suffire à tous les cas possibles, et d'y suffire complétement, c'est-à-dire de donner une guérison radicale; mais ces deux prétentions ont dû être abandonnées bien vite. Nous dirons d'abord qu'une seule méthode, et à plus forte raison un seul procédé, sont incapables de répondre aux indications variées qu'on rencontre dans la pratique. Nous allons montrer rapidement quels sont les défauts ou les qualités des principaux instruments et faire la part des méthodes qui nous semblent satisfaisantes.

Si on examine cette multitude d'instruments et de procédés on est d'abord embarrassé pour les classer méthodiquement ; cependant en se plaçant à différents points de vue, il est possible d'établir une classification : celui des indications paraissant le plus satisfaisant nous l'adopterons.

Tous les procédés et sous-procédés peuvent, selon nous, se rattacher à deux grandes méthodes principales, entre lesquelles se range une méthode intermédiaire tenant un peu de l'une, un peu de l'autre. Dans la première on se propose de rendre à l'urèthre, graduellement, peu à peu, le calibre nécessaire à son perfectionnement régulier, physiologique.

Dans la deuxième, c'est brusquement et souvent d'un seul coup qu'on cherche à atteindre le même but.

Enfin dans la troisième, on commence par donner au canal un calibre qui, s'il n'est pas égal au calibre normal, est à peu près suffisant ; puis on cherche par des manœuvres subséquentes à atteindre le but définitif.

La première méthode comprend les différents procédés de dilatation graduelle qu'on laisse ou non de bougie à demeure ; tous ces procédés agissent sans qu'il y ait solution de continuité.

Dans le deuxième, rentrent le cathérisme forcé, l'uréthrotomie interne, externe et la divulsion ; nous en rapprochons les différents moyens de cautérisation ; dans tous ces procédés il y a plaie de l'urèthre.

Enfin c'est à la troisième que se rattachent la dilatation par le procédé de Perrève ou par celui plus récent de

M. Corradi ; on se propose, dans cette dernière méthode, d'arriver un peu moins rapidement que dans la seconde au même but sans agir aussi brusquement que dans la seconde; mais néanmoins c'est la force qu'on emploie.

Les deux premières méthodes répondent chacune à des indications de premier ordre. Il est des rétrécissements simples qui se laissent dilater facilement par les bougies ; comme il n'y a pas de plaie, bien des accidents sont évités ; mais il y a des cas où la dilatation échoue ou donne lieu à des accidents, comme nous l'avons déjà vu ; il y a aussi des cas de rétrécissements compliqués d'accidents graves, rétention d'urine, incontinence, cystite, infiltration d'urine, où l'on ne peut songer à la dilatation graduelle ; il faut donner d'emblée un libre cours à l'urine si l'on ne veut voir les désordres devenir irrémédiables ; si la divulsion peut suffire dans bien des cas et éviter la nécessité de la ponction de la vessie ou de la boutonnière, il est évident qu'on obtient du même coup le résultat que l'on n'aurait atteint que par deux opérations successives.

La troisième méthode, après avoir été abandonnée presque universellement, vient d'être remise au jour par M. Corradi. L'instrument diffère, mais le but est le même : dilater l'urèthre brusquement, mais sans dépasser la limite de l'élasticité des tissus. On ne sait si M. Corradi atteint le but qu'il se propose ; mais d'après le compte-rendu de M. le professeur Broca (1), les tentatives faites à Paris n'ont pas été satisfaisantes, puisque le malade est mort d'infection purulente et qu'il y avait eu écoulement d'un peu de sang pendant l'opération.

L'écoulement de sang est noté dans la plupart des opérations de Perrève (2), dont la méthode est abandonnée

(1) Rapport à l'Académie impériale de médecine sur le prix d'Argenteuil, par M. le professeur Broca, 7 décembre 1869.
(2) Perrève, Traité des rétrécissements déjà cité.

presque complétement. D'après ces faits, ces procédés ren-
treraient par les moyens dans la deuxième méthode puisqu'il y a plaie du canal sans dilatation complète de celui-ci.
Suposons d'ailleurs qu'on atteigne tout juste la limite
d'élasticité de l'urèthre rétréci, la méthode n'en reste pas
moins défectueuse ; la physiologie pathologique des rétrécissements le prouve. Civiale a insisté sur les dangers
de la distension exagérée de l'urèthre ; si l'on avait affaire
à un tube inerte, on comprendrait que l'ont pût sans courir
de risques arriver à le dilater par une action toute mécanique ; mais c'est de l'urèthre rétréci qu'il s'agit, c'est-à-dire
d'un canal vivant, sensible, revêtu d'une membrane vascu-
laire et déjà malade ; les pressions sont douloureuses, elles
donnent lieu, pour peu qu'elles soient un peu intenses, à
une réaction qui ne se fait pas attendre, la muqueuse s'en-
flamme ; les fibres musculaires peuvent être prises de
spasmes, et au lieu de dilater on rétrécit ; encore doit-on
s'estimer heureux si avec cela on ne voit se développer des
phénomènes graves du côté des autres organes du système.
Il faut convenir cependant que tous les cas ne se ressem-
blent pas ; il est des urèthres plus ou moins irritables.

Le procédé de M. Corradi paraît devoir subir le même
sort que celui de Perrève.

La méthode intermédiaire, séduisante au premier abord,
est condamnée par les faits, nous la laisserons de côté.

Restent les deux grandes méthodes, la méthode graduelle et la méthode brusque ; elles comptent un nombre
considérable de procédés ; chacun de ces procédés a à son
service des instruments et des artifices encore plus nombreux.

L'uréthrotomie interne pratiquée avec l'instrument de
M. Maisonneuve constitue un procédé satisfaisant au point
de vue de la gravité, mais ce n'est pas le seul qui mérite
d'être conservé. Nous ne parlerons pas de l'uréthrotomie
externe avec ou sans conducteur. Il est clair que si l'on se

trouve en présence d'un rétrécissement infranchissable et que des accidents pressants nécessitent une intervention, on aura à choisir entre la ponction de la vessie, la boutonnière ou la section périnéale. L'uréthrotomie externe est donc une opération qui doit être réservée à certains cas particuliers dans lesquels la divulsion ou l'uréthrotomie interne ne sont pas applicables ou dans lesquels elles n'auraient pas réussi.

Parmi tous les autres procédés de la deuxième méthode on peut faire encore deux parts : dans la première rentrent la cautérisation chimique et galvanique et tous les instruments dans la construction desquels entre une olive ou un renflement qu'il faut faire passer à travers le point rétréci avant de l'attaquer ; la seconde comprend les différents divulseurs et les uréthrotomes analogues à celui de M. Maisonneuve (Sédillot, Voillemier, Holt).

La cautérisation ne peut attaquer les obstacles ordinairement multiples que l'on rencontre dans l'urèthre rétréci, que successivement; c'est là un premier inconvénient; mais il en est un second bien plus grave, c'est que la cicatrice épaissie, rétractile qui succède à la cautérisation fait bientôt perdre tout ce qu'on avait gagné. Aussi la cautérisation préconisée par Whateley, perfectionnée par Hunter, Everard Homes, Lallemand, Ducamp, J.-L. Petit, Leroy, etc., était de nos jours presque complétement oubliée.

Dans ces dernières années on a annoncé un nouveau procédé qu'on croyait à l'abri de ces inconvénients. MM. Mallez et Tripier (1), se fondant sur une donnée tout à fait théorique, affirment qu'à l'aide d'un courant électrique, on peut cautériser sans danger les rétrécissements et voir succéder à la chute de l'eschare une cicatrisation

---

(1) De la guérison durable des rétrécissements de l'urèthre, par la galvano-caustique chimique, par F. Mallez et Tripier. Paris, 1867.

molle et extensible ; c'est ce qu'ils appellent la galvano-
caustique chimique appliquée aux rétrécissements de l'urèthre. Ils se basent sur ce que les caustiques alcalins donnent lieu à des cicatrices molles et extensibles ; on peut
faire à cette théorie les objections suivantes : d'abord Whateley et Leroy qui se servaient, le premier de potasse caustique, le second de caustique de Vienne, durent renoncer à
ce procédé ; ensuite les cautérisations pratiquées sur la
peau ne donnent pas les résultats annoncés, ou du moins
ces résultats n'ont pas été interprétés d'une manière exacte,
car la cicatrice n'est ni molle ni extensible.

On trouve encore une preuve bien plus concluante contre
cette théorie dans les rétrécissements traumatiques de
l'œsophage ; on sait en effet qu'ils sont produits tout aussi
bien par les caustiques alcalins que par les acides, et l'on
ne devrait jamais voir se produire de rétrécissements à la
suite d'injections de substances alcalines, dans le conduit
large et dilaté régulièrement deux ou trois fois par jour
par le passage des bols alimentaires.

Les prétentions du procédé ne sont donc pas justifiées ;
l'inconvénient signalé plus haut existe encore ici ; on ne
peut pas s'adresser à la fois à tous les points rétrécis ;
enfin on n'introduit point la soude à demeure et il y a eu
des malades qui ont eu à la suite de l'opération une infiltration d'urine.

Presque tous les uréthrotomes proposés avant celui de
M. Maisonneuve présentent un inconvénient grave qui les
empêche d'être utilisés dans les cas où les indications sont
les plus urgentes ; tous sont droits et presque tous présentent à leur extrémité une partie renflée qu'il faut faire passer à travers le rétrécissement avant de faire l'incision ;
ils ne sont pas munis de la bougie conductrice destinée à
les guider : l'imperfection est manifeste ; un second inconvénient c'est qu'on attaque chaque point rétréci successivement.

Les uréthrotomes droits coupant d'avant en arrière ne présentent pas autant de défauts, mais ils ne satisfont pas à toutes les exigences. Ces instruments peuvent être munis d'une bougie conductrice, mais ils ont les défauts de tous les instruments droits; leur manœuvre n'est ni facile ni innocente dans la partie courbe du canal précisément à l'endroit ou siégent les strictures les plus étroites; l'urèthre est relevé de force et contusionné, d'autant plus que le volume de l'instrument est toujours assez considérable; enfin, comme il a déjà été dit, on n'est jamais sûr que les sections ne portent que sur les parties rétrécies.

L'uréthrotomie endoscopique de M. Desormeaux souffre les mêmes objections.

Les instruments destinés à réséquer les rétrécissements (Leroy et autres) sont complétement abandonnés.

Enfin nous arrivons aux procédés qui permettent de rendre au canal son calibre d'un seul coup sur toute sa longueur et sans dilatation préalable; nous avons à nous occuper de la divulsion et de l'uréthrotomie pratiquée avec les uréthrotomes courbes de MM. Maisonneuve, Voillemier et Sédillot.

Nous avons déjà dit en quoi consiste la divulsion. Si l'idée première en revient en partie à Perrève, il n'est pas moins vrai que les modifications apportées à son procédé en ont complétement changé la portée. Ce procédé a les plus grands rapports avec l'uréthrotomie, il y a plaie de l'urèthre, mais au lieu d'une section, c'est un éclatement. Dans les cas de rétrécissements multiples on a l'avantage de les attaquer tous d'une manière instantanée; on est sûr d'agir toujours sur le point rétréci; on n'a pas à redouter les hémorrhagies. A ces avantages près, la divulsion et l'uréthrotomie atteignent le même but.

Les trois uréthrotomes qui restent sont munis d'une bougie conductrice; la lame a la même forme générale; mais tandis que cette lame est nue et émoussée à son sommet dans l'instrument de M. Maisonneuve, elle est tranchante par son bord dans les deux autres, mais protégée par une pièce métallique qui peut à volonté la couvrir ou la démasquer. Ces modifications ont été apportées à l'uréthrotome parce qu'on craignait que la lame coupât les parties saines de l'urèthre. Mais on est exposé à couper les parties rétrécies par spasme. Il faut que le diagnostic soit bien établi afin d'éviter cette erreur, ce qui n'est pas très-facile.

Nous venons de donner les raisons qui nous paraissent plaider en faveur de la divulsion parmi tous les procédés de la secondeméthode et nous avons accordé antérieurement au divulseur de M. Voillemier la priorité sur celui de M. Holt (ainsi que sur tous les autres).

INDICATIONS GÉNÉRALES.

La divulsion a eu le sort de toute opération nouvelle, d'abord donnée comme infaillible, applicable et appliquée de fait à tous les cas par ces promoteurs ardents, repoussée systématiquement par d'autres.

N'ayant pour notre part observé que peu de cas; n'ayant trouvé dans l'ouvrage de M. Holt aucun renseignement précis; n'ayant pu obtenir de M. Voillemier, qui a le plus pratiqué à Paris, la moindre indication, on comprendra toutes les difficultés que nous éprouvons à indiquer les limites des attributions de cette opération. Ce procédé est encore, pour ainsi dire, à l'étude; il faudra par conséquent une expérience de quelques années avant de pouvoir se prononcer d'une manière convenable.

Il s'agit de savoir si le nouveau traitement peut être appliqué sans danger, si ses résultats sont assez satisfaisants pour être mis en balance avec ceux de la dilatation et de l'uréthrotomie.

Le temps seul permettra de résoudre la dernière question. Mais on peut dès aujourd'hui affirmer que les complications des angusties de l'urèthre, inflammation, abcès, fistules, fausses routes, hypertrophie de la prostate, cystite, rétention d'urine, etc., loin de constituer des contre-indications à la divulsion, en réclament l'emploi urgent. Car la rupture du rétrécissement, en détruisant l'obstruction, en supprimant brusquement la cause, met un terme à tous ces accidents (voir obs. 10). Les seules complications dont on doive tenir compte sont celles qui rendraient l'opération inutile ou inapplicable. M. Perrin à la suite d'une communication des plus intéressantes divise les rétrécissements en deux groupes : ceux dans lesquels la dilatation réussit; ceux dans lesquels elle ne réussit pas et provoque des accidents. Doit-on dans ce dernier cas poursuivre la dilatation ou bien recourir à la divulsion? On doit divulser (voir obs. 10 .)

Cette opération est indiquée :

1° Toutes les fois qu'un rétrécissement assez étroit pour provoquer des accidents, refuse de se laisser dilater par les moyens ordinaires.

2° Lorsque le canal ne peut supporter les moyens ordinaires de dilatation.

3° La divulsion est-elle indiquée, lorsque la canal dilatable jusqu'à un certain point refuse de revenir par la dilatation à ses dimensions normales? La simple raison ordonne de n'en venir à ce moyen que lorsqu'il se développera des accidents. On pourrait considérer une maladie des reins comme une contre-indication formelle; il en est de même d'un état général mauvais.

4° La nouvelle méthode est applicable dans les cas de rétention partielle; souvent alors la dilatation laisse mourir les malades et s'il arrive que par un malheureux hasard la divulsion occasionne la mort, elle a l'avantage de remédier immédiatement à des accidents que l'autre méthode est impuissante à combattre.

5° Lorsque le rétrécissement revient rapidement sur lui-même après le rétablissement du calibre de l'urèthre obtenu par la dilatation simple.

6° Lorsque la dilatation physique, tout en se faisant bien, est suivie du frisson et de l'accès de fièvre.

7° Toutes les fois qu'au premier examen on juge la dilatation temporaire ou impossible ou trop lente dans son action, il y a indication immédiate de la divulsion :

a. Les rétrécissements traumatiques.

b. Les rétrécissements difficiles à franchir.

c. L'urèthre est rompu en arrière du rétrécissement, il y a infiltration d'urine.

d. Rétrécissement avec tumeur urineuse ou fistules urinaires.

e. Pour préparer l'urèthre au passage des instruments lithotriteurs.

f. Il y a des accidents généraux d'intoxication urineuse plus ou moins graves, survenus spontanément ou consécutivement à des manœuvres *infructueuses* de traitement dans l'urèthre.

Il y a indication immédiate de pratiquer la divulsion dans des circonstances assez variées et les raisons qui décident le chirurgien peuvent être tirées du siége, de la nature du rétrécissement, des complications du côté du canal, de la vessie, des reins ou enfin de l'une ou de l'autre de ces complications combinées avec un mauvais état général du sujet qui leur donne une gravité particulière avec des accès de fièvre.

Indications fournies par le rétrécissement lui-même.

Les rétrécissements du méat étant pour un grand nombre d'auteurs, réfractaires à la dilatation pourraient être traités par la nouvelle méthode.

Les *rétrécissements cicatriciels* par le fait du tissu qui les constitue, de la présence d'une cicatrice véritable résistant à la dilatation progressive, la divulsion est par cela même indiquée.

Les *rétrécissements traumatiques* qui ont été dilatés par des bougies, récidivent et s'accentuent avec une rapidité étonnante ; aussi a-t-on à craindre que les parties profondes de l'urèthre et la vessie ne puissent s'accommoder assez vite au surcroît de travail qui en est la conséquence et que des lésions se produisent dans ces parties. La dilatation graduelle peut bien diminuer le danger ou l'éloigner, mais ce n'est que pour quelque temps, et d'ailleurs elle se trouve souvent limitée et ne peut rendre au canal qu'une partie de son calibre. La divulsion en déchirant la cicatrice et en introduisant entre les bords de la déchirure des pièces nouvelles plus minces et plus souples, donne plus de chances d'une amélioration durable. Cependant on ne réussit ici qu'à force de soins, de peine et de persévérance ; plus que jamais la dilatation consécutive est nécessaire, vu la présence du tissu rétractile de la cicatrice. Enfin il peut arriver que malgré tout on échoue et que la récidive se reproduise rapidement (obs. 6). L'épaisseur, la dureté des tissus nouveaux en sont probablement les raisons. Peut-être alors faudrait-il s'adresser à l'uréthrotomie externe et tenter de modifier directement les masses cicatricielles, soit avec le bistouri, en en retranchant une partie, soit par la cautérisation au fer rouge, comme le faisait Bonnet.

RÉTRÉCISSEMENTS ÉTROITS OU DIFFICILES A FRANCHIR.

Lorsqu'un malade s'est présenté à l'hôpital avec un rétrécissement étroit, qu'on a essayé vainement pendant plusieurs jours d'y faire passer une bougie et qu'on a enfin réussi, il semble tout naturel de profiter de cette heureuse chance pour achever la guérison ; parce qu'aujourd'hui une bougie a passé ce n'est pas une raison pour que demain on retrouve le vrai chemin ; trop souvent malgré toute la patience et la dextérité voulues il faut des tentatives réitérées pour arriver à ce résultat. Il existe des rétrécissements très-difficiles à franchir. Si l'on n'admet plus, avec les anciens, comme la règle, les carnosités de l'urèthre, il n'en est pas moins vrai que le trajet formé par un rétrécissement est le plus souvent un trajet tortueux, irrégulier.

Ainsi, quand on a eu le bonheur, après de nombreux essais infructueux, de parvenir dans la vessie, il faut étudier avec soin son malade ; si on peut sans danger courir le risque d'être arrêté de nouveau par les mêmes difficultés, rien n'empêche de poursuivre la dilatation progressive ; seulement il est bien possible que le lendemain la bougie ne retrouve pas son chemin, que de nombreux essais soient nécessaires et qu'on perde un peu de temps ; il est possible encore que bientôt des indications nouvelles surgissent, que des complications qui n'existaient pas se montrent ou que la dilatation donne lieu à des accidents ; dès lors il ne faudra pas hésiter à en venir à la divulsion.

Si au contraire, avec un rétrécissement difficile à franchir, on constate une grande gêne de la miction, c'est-à-dire une étroitesse notable du canal ou nécessitant des efforts considérables ; s'il y a du côté des reins, de la vessie, des complications, si le cathétérisme produit des accidents, alors il faut d'emblée procéder à la divulsion. On ne peut s'exposer dans ces cas à un nouveau retard qui pourrait laisser s'aggraver singulièrement l'état du malade.

Nous pouvons rapprocher du paragraphe précédent les cas de rétrécissements compliqués de fausses routes qui viennent d'être faites. Chez un homme, pissant mal depuis longtemps, un excès de boisson a déterminé une rétention complète ; après de vains efforts il s'adresse à un médecin, peu habitué aux affections des voies urinaires ; une fausse route est faite et le malade n'est pas débarrassé. Dans ce cas il faut à tout prix soulager le patient en évacuant l'urine qui s'accumule de plus en plus dans sa vessie; tâche souvent ardue, car la fausse route a apporté une nouvelle difficulté au cathétérisme; néanmoins si on vient à faire passer une fine bougie, il est probable que l'urine s'écoulera peu à peu et que l'indication urgente sera remplie. Cependant nous nous trouvons à peu près dans les conditions d'une divulsion sans en avoir les bénéfices; il y a une plaie de l'urèthre et toutes les chances d'absorption sont réunies, car le rétrécissement persiste et il n'est pas possible d'introduire dans la vessie une sonde évacuatrice. N'est-il pas naturel dans ce cas de pratiquer séance tenante l'opération et remplir à la fois deux indications différentes: 1° rendre au canal son calibre pour un temps plus ou moins long; 2° permettre l'introduction d'une sonde évacuatrice qui soustraira la plaie au contact de l'urine.

DILATATION DE L'URÈTHRE. — INCONTINENCE.

Les lésions secondaires qu'on rencontre dans l'urèthre rétréci siégent derrière la coarctation; toutes sont produites par l'urine chassée avec force par la vessie contre l'orifice étroit et par le séjour de quelques gouttes de ce liquide. On trouve constamment dans les cas de rétrécissement bulbaire, toute la région membraneuse dilatée plus ou moins fortement, c'est l'effet des efforts que la vessie fait pour se vider. Il arrive souvent que, si la lutte se prolonge, si la maladie date de loin, et qu'il s'agisse de malades un peu âgés, la dilatation se propage également plus haut, le col de la vessie perd son ressort et ne peut plus retenir les urines; elles s'écoulent alors goutte à goutte, ne rencontrant plus sur leur passage ce second sphincter par les muscles de la région membraneuse (transverso-uréthral de Jarjavay). Il y a incontinence d'urine et avec elle tous les inconvénients qui l'accompagnent: obligation de porter un urinal, excoriation des bourses quelquefois ulcérations ou eschares du gland ; les malades, incapables de toute occupation, sont constamment entourés d'une atmosphère urineuse qui porte atteinte à leur santé. Mais, outre ces désagréments, on doit tenir compte de la lésion qui les produit et de celles qui peuvent en être la conséquence ; la région membraneuse énormément dilatée pourra, d'un moment à l'autre, céder dans un point ; si un obstacle quelconque vient à s'ajouter à celui qui existe déjà, si un petit calcul par exemple vient boucher le rétrécissement. La vessie elle-même cessant de contenir les urines, revient peu à peu sur elle-même, ses parois s'épaississent et se racornissent. Toutes ces raisons indiquent une intervention rapide qui permette aux portions dilatées de reprendre les dimensions normales. La méthode graduelle n'est pas toujours impuissante, mais elle est lente dans ses effets et on doit craindre que pendant le temps qu'elle nécessite les lésions n'augmentent et ne deviennent irréparables. La divulsion au contraire va au but d'emblée et elle l'atteint parfaitement.

INDICATIONS TIRÉES DES COMPLICATIONS DU RÉTRÉCISSEMENT.

Tumeurs, abcès et infiltrations urineuses. Dans d'autres cas ce n'est point le col vésical qui cède, mais c'est un point quelconque de la muqueuse uréthrale qui s'érode derrière le rétrécissement ; il se forme une fissure étroite, ou une ulcération plus large qui permet aux urines de s'infiltrer dans les tissus ; le mécanisme de ces lésions a été bien indiqué par M. Voillemier. Quand la fissure est étroite quelques gouttes seulement pénètrent dans les tissus, y provoquent une inflammation à la suite de laquelle on voit ces parties se modifier profondément et former une tumeur plus ou moins grosse, dure, saillante au périnée et tenant au conduit ; quand l'ouverture est large c'est alors par grande quantité que l'urine s'échappe hors de la voie et au lieu d'y provoquer cette inflammation lente et sourde, c'est la gangrène qu'elle porte avec elle ; rien n'arrête les progrès du mal.

Dans les deux cas, l'indication est la même, rendre au canal son calibre, permettre l'écoulement facile de l'urine et la détourner de la voie anormale qu'elle a prise ; seulement l'indication est moins pressante dans le premier cas que dans le second où il y a véritablement urgence.

OBSERVATION XIV.

Rétrécissement datant de 30 années. — Abcès. — Fistules perinéales. — Incontinence d'urine. — Imperméabilité temporaire de l'urèthre. — Divulsion ; guérison.

J. R.., âgé de 32 ans, homme bien bâti et ordinairement bien portant, fut admis en 1857 dans le service de M. Holt. Il dit qu'il est atteint de rétrécissement depuis trente ans, il l'attribue à la blennorrhagie. Quinze ans auparavant, il eut une rétention d'urine qui fut soulagée par le cathétérisme, mais ne pouvant pas rester à l'hôpital où on lui avait fait cette opération, la contraction s'aggrava et un abcès se forma dans le périnée, lequel ayant été ouvert laissa s'échapper dn pus et de l'urine ; il avait été quelque temps dans un hôpital de province, où toute tentative pour pénétrer dans la vessie fut sans succès ; il sortit sans être guéri ni même soulagé. Venu à Londres il se rendit chez M. Guthrie qui l'invita à aller voir M. Holt. A l'examen, ce dernier constata que l'urine s'échappait à travers une ouverture du périnée provenant de l'abcès plus souvent que de l'urèthre.

L'ayant placé sous l'influence du chloroforme, un cathéter n° 1 fut introduit forcément ; le lendemain, il fut remplacé par une sonde en gomme élastique. Trois jours après, ayant introduit un n° 3. M. Holt put se servir du divulseur ; le lendemain, il passa un cathéter n° 12. Neuf semaines après son entrée à l'hôpital, le malade sortit parfaitement guéri.

Dans les cas de tumeurs urineuses, on voit celles ci augmenter lentement ; le passage des bougies devient de plus en plus difficile, le canal, déjà rétréci, étant comprimé par la tumeur qui se forme. L'incision de la tumeur peut être utile alors ; elle produit un dégorgement des tissus qui diminue la compression du canal. La dilatation graduelle ne nous paraît pas prudente ; son action est beaucoup trop lente pour remédier à temps aux progrès du mal. Dès qu'on peut pratiquer la divulsion et placer une sonde dans la vessie, le but est atteint ; la lutte cesse entre la vessie et les tissus dans lesquels elle chasse l'urine ; d'ailleurs la fissure est mise, pour quelques heures au moins, tout à fait à l'abri ; quand on enlève la sonde, le canal ayant une largeur suffisante, l'urine n'a pas de raison pour continuer à s'infiltrer ; la région dilatée revient sur elle-même, reprend sa disposition normale et la fissure en est d'autant rétrécie. On voit alors la tumeur urineuse diminuer peu à peu et enfin disparaître.

Dans le cas d'infiltration, l'indication est encore plus évidente et il s'agit réellement, cette fois, d'une indication d'urgence ; ce n'est seulement plus la miction qui est compromise et la guérison reculée, c'est la vie du malade qui est en jeu. Il est inutile de démontrer que la dilatation graduelle est impuissante, et il est évident que les incisions faites sur les tissus infiltrés sont palliatifs. Si l'on assiste au début de l'infiltration, il n'est pas impossible d'arrêter les progrès assez à temps pour s'opposer à des désordres étendus. Dès que cela sera possible, la divulsion pratiquée et suivie de l'introduction de la sonde à demeure, s'opposera sûrement aux progrès de l'infiltration. Si on peut la pratiquer dès le début, l'opération s'adresse en même temps au rétrécissement et à sa complication. Si les désordres sont déjà étendus, ce n'est pas une raison pour hésiter. Les incisions sont utiles sans doute, mais que peuvent-elles contre la cause principale des lésions ? On laisse subsister le rétrécissement, l'urine continue à suivre la voie la plus facile, et si le malade ne succombe pas, il est condamné pour le moins à avoir des fistules difficiles à guérir. C'est dans ce cas que tous les moyens possibles doivent être mis en œuvre pour rendre au canal, et le plus tôt possible, son calibre.

Cystite et rétention d'urine. Néphrite. Accidents fébriles. — Un rétrécissement peut, à un moment donné, se compliquer soit de rétention d'urine, soit de cystite, soit de rétention et de cystite. Il faut soigneusement distinguer ces cas.

La rétention d'urine, souvent complète, qui survient brusquement chez un sujet rétréci, après quelques excès, et dont le mécanisme a été si bien décrit par M. Dolbeau (1) est due à la négligence du malade qui, sous l'empire de l'ivresse, oublie de vider sa vessie, et la laisse se distendre jusqu'au moment où les fibres musculaires ont perdu tout leur ressort. Cette rétention cède facilement ; on introduit, après plus ou moins de difficultés, une bougie fine dans le canal; l'urine s'écoule le long de la bougie, la congestion uréthrale cesse, l'obstacle reprend ses dimensions ordinaires, et la dilation graduelle suffit alors souvent à compléter la guérison. Nous ne croyons pas que cette rétention brusque et fortuite nécessite ordinairement la divulsion. En tout cas, avant d'en venir à ce moyen, il faut s'assurer que malgré la bougie, la vessie ne se vide pas.

Il en est autrement de la rétention partielle de date plus ou moins ancienne qui accompagne si souvent les rétrécissements, et qui donne lieu à tant d'accidents. L'urine qui stagne au fond du réservoir, s'altère, devient fétide, produit de la cystite; la miction se faisant mal, il se fait, soit par dilatation des uretères et des bassinets, de proche en proche, soit sans cette dilatation et par un mécanisme peu expliqué de la pyélite et de la néphrite; enfin, l'urine

(1) Leçons de clinique chirurgicale, p. 308.

résorbée donne lieu à des diarrhées rebelles qui épuisent les malades, ou à des accès de fièvre avec sueurs fétides.

Quand on se trouve en présence d'une cystite évidente, le cathétérisme, on le comprend, est contre-indiqué ; l'introduction des bougies ne pourra que la faire passer à l'état aigu; il en est de même de la néphrite. La dilatation progressive occasionne fréquemment des douleurs de reins. En présence de ces accidents, il ne faut pas tenter la dilatation qui les provoque. Mais la divulsion est indiquée. La diarrhée qui accompagne la rétention partielle, cesse avec sa cause et on trouve là la preuve de son origine.

Donc les inflammations viscérales (cystite, néphrite), la rétention partielle et les accidents fébriles provoqués par ces différents états, contre-indiquent la dilatation qui ne fait que les aggraver, et ne peut aller assez vite pour s'opposer aux progrès du mal ; que la temporisation est impuissante et laisse mourir les malades. Par conséquent, ces complications indiquent formellement la divulsion.

Quand avec un rétrécissement de l'urèthre, un malade est affecté de calcul vésical, qu'on veut faire la lithotritie ou la taille, il faut pour pouvoir passer les instruments lithotriteurs ou le cathéter, élargir le canal. La dilatation, outre la lenteur de ses effets, expose à la cystite si facile à se produire dans ces cas. La divulsion paraît généralement indiquée.

OBSERVATION XV.

Rétrécissement d'une durée de huit années ; miction difficile ; rétention fréquente d'urine.

W. B..., âgé de 50 ans me fut envoyé, dit M. Holt, en 1858 par M. John de Kennington, pour un rétrécissement compliqué d'une très-grande difficulté de la miction. A l'époque où il se présenta à moi, il souffrait d'une rétention ; je lui passai un cathéter n° 2 qui le soulagea. Le lendemain, ayant voulu introduire le n° 3, je trouvai le passage encore très-serré, et dans le but d'éviter les récidives de rétention, je lui offris de l'opérer par la divulsion ; il y consentit. L'opération ne lui occasionna que peu ou point de souffrances ; il put se rendre chez lui immédiatement après cette opération.

INDICATIONS CONSÉCUTIVES A LA DIVULSION.

La dilatation graduelle, méthode générale, ordinairement sans dangers, s'applique à tous les cas dans lesquels n'existe aucune des contre-indications que nous avons signalées. Mais il arrive souvent que, sans qu'on puisse le prévoir, après avoir tenté de l'appliquer, on soit obligé d'y renoncer parce qu'elle reste impuissante, ou qu'elle provoque des accidents qui font d'un rétrécissement simple un rétrécissement compliqué.

La dilatation reste impuissante dans deux cas : 1° dans les cas de rétrécissement irritables, 2° dans les rétrécissements élastiques.

Dans le premier cas, la divulsion donnera des résultats satisfaisants ; mais dans le second elle pourra échouer.

FISTULES PÉRINÉALES, SCROTALES.

Nous nous occuperons ici des fistules consécutives aux infiltrations d'urine, aux ruptures traumatiques de l'urèthre, leur orifice externe siége à la région périnéale et scrotale ; quelquefois elles vont s'ouvrir plus ou moins loin, à la fesse par exemple. Pour arriver à les guérir, il est indispensable de rendre au canal toute sa liberté, mais souvent leur guérison est fort difficile.

Certaines fistules guérissent à la longue par l'usage de la sonde à demeure; mais il faut préalablement dilater le canal, il faut ensuite que la sonde puisse être supportée ; on sait aussi que tous les urèthres ne s'accommodent pas de sa présence, qu'elle détermine souvent de l'uréthrite, de la cystite.

Pour éviter cet inconvénient, on a pensé qu'il suffirait de passer une sonde à demeure à chaque miction. Ces moyens ont donné des guérisons, mais les exceptions sont nombreuses, et dans tous les cas le traitement est long et difficile. Nous pensons cependant qu'on fera bien d'essayer l'un ou l'autre, surtout le second qui présente moins de chances d'éveiller des complications. Si celles-ci surgissent, ou si le résultat demandé n'est pas obtenu malgré une longue persévérance, on se trouve naturellement amené à la seconde méthode comprenant la divulsion et les deux espèces d'uréthrotomies.

La divulsion peut-elle guérir les fistules périnéales et scrotales? A cette question nous pouvons répondre oui. On en trouve des exemples dans nos observations 10 et 14 qui nous paraissent démonstratifs.

La divulsion a l'avantage de rendre au canal un calibre régulier, ou d'effacer, au moins en partie, ses irrégularités ; elle lui rend une certaine souplesse et les urines ont moins de peine à écarter les parois indurées de l'urèthre ; une fois celles-ci remplacées en partie par des cicatrices sous-muqueuses, la sonde à demeure, mieux supportée, empêche pendant quelques jours l'urine de venir baigner les fistules, et s'il n'en résulte pas d'accidents, on peut la laisser un certain temps en place et permettre à l'orifice interne des trajets de se modifier, ces trajets tendent à se cicatriser spontanément dès que l'urèthre est libre ; mais il est cependant des circonstances (trajets longs et tortueux, clapiers et décollements, calculs et corps étrangers, incrustations calcaires, noyaux d'induration) où la divulsion ne suffit pas et où il faut user soit de la cautérisation, au moyen des liquides caustiques ou du galvanocautère, soit des incisions et des débridements, soit même d'excisions partielles. La conclusion à laquelle nous voulons arriver, c'est que pour guérir les fistules périnéales et scrotales, il faut d'abord rendre à l'urèthre son calibre et qu'on obtient ce résultat par la divulsion quand d'autres moyens ont échoué.

Si le rétrécissement reste infranchissable, si la désorganisation du périnée est trop étendue, si l'épaisseur des parties indurées et l'irrégularité des trajets empêchaient l'opération ; on compromettrait ses résultats ; il serait alors indiqué d'en venir à l'uréthrotomie externe, pratiquée avec ou sans conducteur.

Anatomie pathologique. Il y a un instant, nous avons signalé l'avantage qu'offre la divulsion de modifier d'une manière favorable la muqueuse uréthrale ainsi que le canal de l'urèthre. La note suivante, rédigée d'après les indications de M. le professeur Dolbeau, par M. Bergeron son interne, le prouve clairement.

Le 10 octobre 1870, Durot (François), menuisier, est conduit à l'hôpital Beaujon dans le service de M. Delbeau que suppléait M. Dubreuil.

Il est couché au premier pavillon, lit n° 23. La veille, en travaillant aux fortifications de Paris, il était tombé, à la suite d'un éboulement, d'une hauteur de 3 à 4 mètres. On constate une forte contusion au niveau de la région fessière droite, s'étendant vers la cuisse et la région lombaire du même côté. En outre, il est facile de trouver les signes d'un vaste épanchement sanguin qui occupe toute la région fessière droite et remonte vers la région lombaire correspondante. Le malade paraît du reste fortement constitué ; il n'a jamais eu de maladie grave et ne se trouve sous l'empire d'aucune diathèse. Ce n'est pas cependant la première fois qu'il entre à l'hôpital.

Déjà, l'année précédente, il se présenta le 20 janvier à la consultation de M. Dolbeau qui le reçut pour un rétrécissement de l'urèthre. Ce rétrécissement fut opéré à l'aide du divulseur, et le malade partit pour Vincennes le 2 avril 1869. Pendant le premier séjour à l'hôpital, il était couché au n° 46 du premier pavillon (Beaujon).

Le 10. Lorsqu'il fut admis de nouveau dans les salles, on l'interrogea spécialement sur les résultats de l'opération qu'il avait subie en février 1869 (voir obs. 13). D'après ses réponses, on put constater que l'opération avait pleinement réussi, car depuis il n'a jamais observé aucun trouble dans la miction. Il est bien entendu que dès lors aucune tentative de cathétérisme ne fut essayée. On s'est occupé exclusivement des lésions qui l'ont amené à l'hôpital. De larges incisions sont faites pour donner issue à l'abondante collection sanguine qui se trouve sous le muscle grand fessier. Des drains sont passés pour faciliter la guérison.

Malgré tous les efforts que l'on ait faits, le malade est mort le 12 novembre 1870, en proie à l'infection putride.

Autopsie le 14 novembre 1870. — Voici maintenant ce que permit de constater l'autopsie au point de vue spécial des lésions que pouvait présenter l'urèthre divulsé.

La pièce est disséquée avec soin et séparée des parties avoisinantes sans qu'aucune traction dans aucun sens ait été exercée.

Une incision est pratiquée longitudinalement sur la face dorsale de la verge, du méat au sommet de la vessie.

Préalablement une sonde en métal de 6 millimètres de diamètre (nᵒ 18, filière Charrière) avait été introduite sans difficultés dans le canal uréthral.

La pièce étant ainsi préparée, ce qui frappe dès l'abord c'est la longueur exagérée que présente le canal de l'urèthre et aussi son étroitesse évidente, surtout en certains points que nous mentionnerons tout à l'heure.

La mensuration étant pratiquée, voici les données qu'elle fournit.

LONGUEUR.

Longueur totale du méat au col de la vessie	22 cent.	» mill.

Longueur de la région prostatique	3 cent.	» mi.ll
Longueur de la région membraneuse	1	7
Longueur de la région spongieuse	17	5

	22 cent.	» mill.

LARGEUR.

Région pénienne	0 cent. 15 mill.
Région spongo-bulbaire	» 09

D'après ces tabeaux il est facile de voir que, d'une part, dans ce cas, le canal de l'urèthre est bien plus long qu'il ne l'est à l'état normal d'après tous les auteurs, et que, d'autre part, ses dimensions en largeur sont bien plus faibles que celles qu'offre un urèthre sain.

L'ensemble du canal est, en lui-même, plus étroit ; la portion pénienne qui, ordinairement est la plus large ne présente ici que 0 cent. 15 mill. et du méat vers la vessie, ces dimensions vont toujours en diminuant jusqu'à ne plus atteindre que 9 millimètres au niveau de la région spongo-bulbaire.

Mais ce ne sont pas là les seules indications que fournit l'autopsie.

A l'examen de la muqueuse uréthrale, on note que la coloration qu'elle présente est d'un rouge prononcé dans la première moitié de la région pénienne ; dans la seconde moitié, elle est blanchâtre et par places elle offre des teintes ardoisées caractéristiques. Quand on arrive au niveau de la région bulbaire, la coloration ardoisée est presque générale à part quelques stries blanchâtres, disposées parallèlement et dans la direction du canal de l'urèthre.

Au niveau de la prostate on remarque des lacunes prostatiques en grand nombre surtout à la partie supérieure de la région, mais nulle part on ne voit de traces de cicatrices ; nulle part quel que soit le soin que l'on puisse y apporter on ne constate d'altération dans la structure de la muqueuse ; partout elle est souple et lisse ; partout elle présente la même épaisseur.

On pourrait cependant affirmer que si on cherche à l'étirer transversalement, elle offre à la traction une résistance plus considérable que ne le ferait une muqueuse observée chez un sujet n'ayant jamais eu d'affections urinaires et on peut spécialement constater que cette résistance est surtout sensible au niveau de la région spongo-bulbaire, là où on ne constate qu'une coloration de la muqueuse plus foncée qu'en aucun autre point et par la présence de stries blanchâtres.

Pour compléter ces renseignements d'une façon précise les organes sur lesquels la muqueuse de l'urèthre repose pour ainsi dire, ont eté soigneusement examinés. — Les corps caverneux sont considérablement congestionnés ; le bulbe est intact et présente son aspect normal ; la prostate est volumineuse surtout dans le sens antéro-postérieur. Quant à la vessie, ses parois sont fortement épaissies ; elle est évidemment hypertrophiée et sa capacité est peu considérable.

LA DILATATION CAUSE DES ACCIDENTS.

Les complications dont nous avons déjà parlé constituent ces accidents, mais il faut y ajouter l'orchite. Quand la dilatation donne lieu à de la cystite, que surviennent des douleurs rénales ou des accès de fièvre uréthrale ; quand une orchite se développe sous l'influence du cathétérisme, il faut immédiatement interrompre l'introduction des bougies et appliquer à chaque complication la médication qui lui convient.

L'orchite survient souvent chez des malades qui avaient

été antérieurement affectés d'épididymite pendant leurs blennorrhagies.

Enfin certains sujets présentent une susceptibilité particulière qui paraît les prédisposer aux accidents de la fièvre uréthrale proprement dite ; il faut dire que l'orchite aussi bien que les autres accidents peuvent être déterminés par le cathétérisme seul.

Mais, dès qu'il les a produits une première fois, on risque de les voir se répéter à chaque nouvelle tentative, en s'aggravant et déterminant des suspensions de traitement pendant lesquelles on perd ce qu'on avait gagné. Le meilleur moyen de s'opposer à leur production, c'est de rendre au canal un calibre aussi normal que possible et d'assurer une miction régulière.

La divulsion, en un mot, est indiquée.

Rétrécissements spasmodiques. — On a beaucoup discuté sur ces sortes de rétrécissements ; nous n'avons à ce sujet aucune opinion personnelle, et notre inexpérience nous aurait condamné à laisser ici une lacune de plus si nous n'avions eu l'avantage de profiter des leçons trop courtes mais surtout pleines d'intérêt de notre très-cher et savant maître M. S. Duplay. Nous nous permettrons donc de rapporter ses idées telles que nous les lui avons entendu professer bien souvent. Ainsi, pour ce chirurgien, la divulsion paraît encore bien indiquée dans cette forme de rétrécissements, peut-être plus fréquente qu'on ne le pense, et qui consiste dans une contracture spasmodique de la portion membraneuse de l'urèthre, accompagnée généralement d'une sensibilité telle de la muqueuse, que l'introduction d'une bougie, même de petit calibre, exagère le rétrécissement. Il semblerait que, dans ces cas, on ait affaire à une maladie de la portion musculeuse de l'urèthre, analogue à la contracture du sphincter de l'anus ou de la vulve, et que la divulsion agirait alors de la même façon que la dilatation brusque, qui donne de si beaux succès dans le traitement de la contracture anale.

CONTRE-INDICATIONS.

La divulsion se trouvera naturellement contre-indiquée lorsqu'elle sera ou impossible ou inutile.

PARALLÈLE ENTRE LA DIVULSION ET L'URÉTHROTOMIE INTERNE.

Les observations de M. de Carvalho nous ont servi à donner les indications de la divulsion ; elles nous seront encore d'une grande utilité dans cette dernière partie de notre travail. Nous les mettrons donc de nouveau à contribution. Nous avons déjà indiqué les reproches qu'on peut adresser à chacun des deux traitements qui nous occupent ; c'est pourquoi nous nous abstiendrons de les rapporter une seconde fois ; nous tomberions, dans des redites inutiles et qui n'auraient d'ailleurs qu'une importance secondaire.

Comme les deux méthodes que nous mettons en présence ne doivent être employées que dans certains cas de rétrécissements, il s'agirait de déterminer quelle est celle qui est le plus ou moins dangereuse et qui donne des résultats meilleurs ou moins satisfaisants. Ce que nous voudrions surtout pouvoir établir d'une manière positive, ce serait leur différence au point de vue de la mortalité ; nous désirerions, en un mot, pouvoir conseiller l'une, de préférence à l'autre, au chirurgien qui, en présence d'un cas difficile, se trouverait dans l'indécision. Mais nous avouons que nous nous trouvons dans l'impossibilité de nous prononcer sous ce rapport et nous croyons la question difficile à résoudre.

Nous ne saurions donc mieux faire que de prendre le même nombre d'observations de chaque espèce pour tâcher

de les comparer et pouvoir juger. Pour cela, nous emprun-
terons à la thèse du Dr Carvalho son tableau résumé des
cent vingt divulsions dont nous avons déjà parlé, à côté
duquel nous mettrons cent vingt autres observations d'uréthrotomie interne opérées par M. Guyon, chirurgien de
l'hôpitâl Necker. Les cinquante deux premières ont été
déjà rapportées par le Dr Reverdin dans sa thèse inaugu-
rale. Nous nous sommes adressé directement à M. Guyon
afin de compléter le tableau qui nous était indispensable.
Ce chirurgien, après avoir passé en revue les soixante-huit
observations suivantes, nous a assuré qu'elles n'offrent
rien de particulier à noter et qu'il était par conséquent
inutile de les résumer; elles sont semblables de tous points
aux cinquante-deux qui forment la collection de M. Reverdin; nous y ajouterons textuellement la soixante-sixième,
qui a occasionné la mort. Quoique l'opération soit la cause
évidente de ce regrettable accident, il faut tenir compte
néanmoins du milieu où se trouvait le malade lorsqu'il a
été opéré; c'était vers la fin de la Commune; la salle avait
été encombrée de blessés et se trouvait, pour ainsi dire,
sous l'influence d'une véritable épidémie purulente.

Les deux tableaux qui sont en parallèle différant légèrement, sous quelques rapports, nous serons obligé de nous
en écarter un tant soit peu, pour établir certains points de
comparaison.

En comparant donc la stastistique des divulsions avec le
chapitre III de la thèse de Reverdin, on voit facilement que
les deux opérations sont applicables et appliquées presque
exactement aux mêmes cas. Si on met la statistique des
uréthrotomies à côté de nos observations, on remarque de
part et d'autre les mêmes accidents consécutifs. Les deux
méthodes réussissent dans les mêmes cas; elles ne mettent
ni l'une ni l'autre à l'abri des récidives, si le malade
dédaigne de se sonder après l'opération. Mais, ce qu'il y a
de remarquable, lorsqu'on examine les deux collections,

c'est qu'elles sont entachées chacune de deux cas de mort. Nous n'avons pas voulu faire entrer nos observations en ligne de comparaison, parce qu'ayant été prises à des sources différentes, elles ne pourraient avoir ici toute la valeur nécessaire; elles nous auraient forcément conduit à porter un jugement plus ou moins faux; tel est le motif qui nous les a fait éliminer; nous les avons recueillies, bien entendu, telles que nous les avons trouvées, pour appuyer nos assertions.

Pour que cette partie de notre travail pût avoir quelque importance, la comparaison aurait dû être établie entre des collections multiples, non uniques; mais la divulsion n'offre pas encore les éléments nécessaires *ad hoc*. Aussi l'essai que nous avons entrepris ne saurait avoir qu'une signification bien faible et surtout fort relative. Au reste le lecteur saura apprécier les faits sans leur accorder une valeur trop absolue.

Nous avons vu que la divulsion peut échouer et n'est pas toujours possible; elle se montre en cela inférieure à l'uréthrotomie interne qui semblerait par conséquent d'une application un peu plus générale.

A cette différence près, si on nous demandait lequel de ces deux moyens extrêmes est préférable, nous croyons qu'il nous serait permis de répondre que cela n'est qu'une affaire d'appréciation. Nous dirons seulement que l'uréthrotomie, étant plus ancienne, on ne saurait pour cette raison la sacrifier à la divulsion qui n'offre sur elle aucun avantage bien marqué et qui n'a pas encore fait ses preuves d'une manière suffisante.

TABLEAU RÉSUMÉ DE 120 DIVULSIONS

PRATIQUÉES PAR M. JOHN D. MILL.

1. William, 27 ans, entré le 4 février 1868, rétrécissement simple au bulbe, opéré le 2e jour, sorti le 8 février 1868.
2. Henry, 37 ans, entré le 19 mai 67, rétr. simple près du méat, opéré le 3e jour, sorti le 1er juin.
3. William, 62 ans, entré le 7 juin 67, rétr. cicatriciel au méat, opéré le 2e jour, sorti le 17 juin.
4. Joseph, 37 ans, entré le 23 mai 67, rétréciss. simple au méat, opéré le 2e jour, sorti le 28 mai.
5. George, 27 ans, entré le 19 juillet 67, rétrécissement simple au méat, opéré le 4e jour, sorti le 3 août.
6. William, 39 ans, entré le 10 août 67, rétrécissement simple au bulbe, opéré le 3e jour, sorti le 23 août.
7. Patrick, 30 ans, entré le 21 octobre 67, rétrécissement simple au méat, opéré le 2e jour, sorti le 1er novembre.
8. William, 45 ans, entré le 24 octobre 67, rétrécissement cicatriciel au méat, opéré le 4e jour, sorti le 14 novembre.
9. John, 26 ans, entré le 12 janvier 68, rétrécissement simple au bulbe, opéré le 4e jour, sorti le 26 janvier.
10. James, 77 ans, entré le 7 août 70, rétrécissement cicatriciel au méat opéré le 4e jour, sorti le 3 septembre.
11. George, 56 ans, entré le 28 mai 68, rétrécissement cicatriciel au méat, opéré le 3e jour, sorti le 4 juin.
12 John, 26 ans, entré le 4 février 68, rétrécissement fusiforme près du méat, opéré le 2e jour, sorti le 9 février.
13. Charles, 27 ans, entré le 29 août 68, rétrécissement nodulaire, opéré le 2e jour, sorti le 4 septembre.
14. William, 45 ans, entré le 20 septembre 68, rétrécissement cicatriciel près du méat, opéré le 4e jour, sorti le 12 octobre.
15. James, 43 ans, entré le 28 septembre 68, rétrécissement fusiforme près du méat, opéré le 3e jour, sorti le 12 octobre.
16. Thomas, 45 ans, entré le 28 septembre 68, rétrécissement cicatriciel au méat, opéré le 2e jour, sorti le 2 octobre.
17. David, 30 ans, entré le 27 octobre 68, rétrécissement fusiforme près du méat, opéré le 3e jour, sorti le 5 novembre.
18. Alfred, 26 ans, entré le 4 décembre 68, rétrécissement simple à la région membraneuse, opéré le 3e jour, sorti le 5 décembre.
19. James, 38 ans, entré le 19 décembre 68, rétrécissement simple de région membraneuse, opéré le 2e jour, sorti le 23 décembre.

Rétrécissements bulbo-membraneux.

20. John, 63 ans, entré le 14 avril 69, opéré le 2e jour, sorti le 22 avril.
21. George, 33 ans, entré le 12 mai 69, opéré le 2e jour, sorti le 24 mai.
22. George, 26 ans, entré le 20 juin 69, opéré le 2e jour, sorti le 24 juin.
23 George, 29 ans, entré le 7 juillet 69, opéré le 2e jour, sorti le 11 juill.

24. Isaac, 62 ans, entré le 21 août 69, opéré le 2e jour, sorti le 25 août.
Dans tous les cas, les rétrécissements étaient bien dilatés à la sortie des malades de l'hôpital. On leur passait le n° 11 (18 de l'échelle Charrière).

25. Richard, 26 ans, entré le 9 juin 69, opéré le 15e jour, sorti le 7 juillet.
Urèthre naturellement petit. On lui passait le n° 8 (15 de l'échelle Charrière).

26. Henry, 49 ans, entré le 25 juin 69, opéré le 10e jour, sorti le 12 juillet.

27. Edward, 40 ans, entré le 5 août 69, opéré le 11e jour, sorti le 14 sept.

28. Thomas, 48 ans, entré le 15 déc. 69, opéré le 13e jour, sorti le 17 janvier 1868.

29. Willim, 51 ans, entré le 2 février 69, opéré le 10e jour, sorti le 5 mars.

Rétrécissements spasmodiques bulbo-membraneux.

30. George, 29 ans, entré le 20 nov. 69, opéré le 6e jour, sorti le 2 déc.

31. Charles, 26 ans, entré le 23 août 69, opéré le 4e jour, sorti le 31 août.

32. George, 27 ans, entré le 4 sept. 69, opéré le 4e jour, sorti le 12 sept.

33. William, 57 ans, entré le 11 sept. 69, opéré le 11e jour, sorti le 10 nov.
Fistules guéries après la divulsion.

34. Charles, 26 aus, entré le 23 sept. 69, op. le 8e jour, sorti le 6 oct.

35. Thomas, 58 ans, entré le 8 déc. 69, op. le 4e jour, sorti le 15 déc.

36. George, 28 ans, entré le 4 nov. 67, op. le 4e jour, sorti le 14 nov.

37. Henry, 22 ans, entré le 12 oct. 70, op. le 5e jour, sorti le 23 oct.

38. Walter, 42 ans, entré le 10 fév. 68, op. le 9e jour, sorti le 7 mars.
MORT.

39. Charles, 30 ans, entré le 6 juillet 67, op. le 8e jour, sorti le 6 août.

40. Henry, 55 ans, entré le 19 janv. 70, op. le 12e jour, sorti le 1er mars.
Fistule périnéale guérie après l'opération.

41. Henry, 28 ans, entré le 22 janv. 70, op. le 4e jour, sorti le 29 janvier.

43. Edward, 44 ans, entré le 2 fév. 70, op. le 5e jour, sorti le 17 février.

43. Thomas, 33 ans, entré le 14 avr. 70, op. le 10e jour, sorti le 14 mai.
Albuminurie.

44. George, 26 ans, entré le 21 mai 70, op. le 4e jour, sorti le 27 mai.
Fistule resto-vésicale guérie.

45. Thomas, 48 ans, entré le 30 mai 70, op. le 4e jour, sorti le 14 juin.

46. Charles, 29 ans, entré le 28 mai 70, op. le 4e jour, sorti le 8 juin.
Ce malade présentait des fausses routes qui n'empêchèrent pas la divulsion.

47. William, 50 ans, entré le 2 juin 70, op. le 5e jour, sorti le 14 juin.

48 James, 37 ans, entré le 1er juin 70, op. le 4e jour, sorti le 13 juin.

49. Henry, 28 ans, entré le 22 juin 70, op. le 4e jour, sorti le 30 juin.

50. Edward, 33 ans, entré le 10 août 70, op. le 3e jour, sorti le 28 août.
MORT.

51. James, 38 ans, entré le 19 déc. 68, op. le 4e jour, sorti le 29 déc.

52. Edward, 48 ans, entré le 24 juillet 68, op. le 4e jour, sorti le 12 août.

53. William, 23 ans, entré le 2 sept. 69, op. le 4e jour, sorti le 16 sept.

54. Henry, 40 ans, entré le 13 juillet 67, op. le 4e jour, sorti le 30 juillet.

55. Charles, 30 ans, entré le 25 mai 67, op. le 6e jour, sorti le 6 juin.

56. James, 42 ans, entré le 26 mai 69, op. le 12ᵉ jour, sorti le 26 juin.
Fistule recto-vésicale guérie après l'opération.

57. John, 25 ans, entré le 18 août 67, op. le 10ᵉ jour, sorti le 7 sept.
Fistules scrotales guéries.

58. Thomas, 22 ans, entré le 31 août 67, op. le 4ᵉ jour, sorti le 7 sept.

59. Henry, 28 ans, entré le 12 oct. 67, op. le 4ᵉ jour, sorti le 23 oct.

60. Richard, 26 ans, entré le 26 oct. 67, op. le 4ᵉ jour, sorti le 1ᵉʳ nov.

61. George, 30 ans, entré le 4 nov. 67, op. le 4ᵉ jour, sorti le 14 nov.
Fausses routes. Divulsé pour la 2ᵉ fois.

62. George, 29 ans, entré le 27 déc. 67, op. le 4ᵉ jour, sorti le 4 janvier 67.

63. Charles, 40 ans, entré le 14 mai 68, op. le 4ᵉ jour, sorti le 28 mai.

64. Henry, 38 ans, entré le 30 mai 68, op. le 4ᵉ jour, sorti le 8 juin.

65. George, 27 ans, entré le 8 oct. 68. op. le 4ᵉ jour, sorti le 14 oct.

66. Edward, 31 ans, entré le 24 oct. 68, op. le 4ᵉ jour, sorti le 31 oct.

67. Thomas, 27 ans, entré le 8 juillet 69, op. le 4ᵉ jour, sorti le 14 juillet.
Fausses routes.

68. Alfred, 51 ans, entré le 23 déc. 69; op. le 4ᵉ jour, sorti le 31 déc.

69. John, 23 ans, entré le 29 déc. 69, op. le 4ᵉ jour, sorti le 3 janv. 70.

*Rétrécissements multiples au nombre de trois: un près du méat ou
au méat même ; un autre à la portion spongieuse, et le dernier
à la région bulbo-membraneuse.*

70. Thomas, 39 ans, entré le 30 mars 67, op. le 6ᵉ jour, sorti le 12 avril.

71. James, 28 ans, entré le 24 fév. 66, op. le 7ᵉ jour, sorti le 10 mars.

72. John, 29 ans, entré le 30 janvier 67, op. le 7ᵉ jour, sorti le 3 mars.
Le malade avait un varicocèle.

73. John, 60 ans, entré le 21 déc. 69, op. le 6ᵉ jour, sorti le 31 déc.

74. George, 32 ans, entré le 17 nov. 69, op. le 6ᵉ jour, sorti le 27 nov.

75. Francis, 31 ans, entré le 16 août 70, op. le 7ᵉ jour, sorti le 12 sept.

76. Benjamin, 39 ans, entré le 3 déc. 69, op. le 6ᵉ jour, sorti le 23 déc.

77. Frédéric, 53 ans, entré le 13 août 69, op. le 6ᵉ jour, sorti le 31 août.

78. Thomas, 41 ans, entré le 3 sept. 68, op. le 7ᵉ jour, sorti le 5 oct.

79. George, 32 ans, entré le 1ᵉʳ nov. 67, op. le 7ᵉ jour, sorti le 13 déc.

80. Elisah, 26 ans, entré le 22 oct. 67, op. le 6ᵉ jour, sorti le 20 nov.

81. Richard, 39 ans, entré le 30 août 67, op. le 7ᵉ jour, sorti le 13 sept.

82. Henry, 28 ans, entré le 23 août 67, op. le 12ᵉ jour, sorti le 7 sept.

83. John, 29 ans, entré le 4 oct. 67, op. le 13ᵉ jour, sorti le 19 oct.

84. Walter, 18 ans, entré le 5 nov. 67, op. le 14ᵉ jour, sorti le 28 nov.
Fausses routes.

85. John, 25 ans, entré le 1ᵉʳ sept. 67, op. le 12ᵉ jour, sorti le 17 sept.

86. Thomas, 45 ans, entré le 18 oct. 67, op. le 4ᵉ jour, sorti le 1ᵉʳ nov.

87. Francis, 25 ans, entré le 13 juillet 69, op. le 4ᵉ jour, sorti le 23 juillet.

88. John, 46 ans, entré le 29 sept. 70, op. le 5ᵉ jour, sorti le 12 oct.

89. Edward, 25 ans, entré le 27 sept. 70, op. le 6ᵉ jour, sorti le 14 oct.

90. Richard, 28 ans, entré le 2 oct. 66, op. le 5ᵉ jour, sorti le 10 oct.

91. Philip, 40 ans, entré le 19 août 66, op. le 4ᵉ jour, sorti le 26 août.

92. George, 30 ans, entré le 29 avr. 66, op. le 4e jour, sorti le 10 mai.
93. Charles, 27 ans, entré le 13 janv. 66, op. le 6e jour, sorti le 23 fév.
94. William, 28 ans, entré le 2 sept, 69, op. le 5e jour, sorti le 25 sept.
95. Henry, 29 ans, entré le 8 août 68, op. le 4e jour, sorti le 13 août.
96. Frédéric, 44 ans, entré le 3 juin 68, op. le 4e jour, sorti le 22 juin.
97. Thomas, 34 ans, entré le 4 nov. 68, op. le 5e jour, sorti le 7 déc.
98. William, 36 ans, entré le 6 août 66, op. le 6e jour, sorti le 30 août.
99. George, 48 ans, entré le 22 déc. 66, op. le 4e jour, sorti le 5 janv. 67.
100. John, 42 ans, entré le 21 déc. 67, op. le 4e jour, sorti le 26 janv. 68.
101. Thomas, 36 ans, entré le 14 juillet 69, rétrécissement traumatique au
   bulbe, op. le 15e jour, sorti le 8 déc.
102. Joseph, 38 ans, entré le 20 février 67, rétrécissement simple à la région spongieuse, op. le 4e jour, sorti le 3 avril.
      Fistules urinaires. Abcès fécal. Rétention d'urine. Ponction rectale
   de la vessie. Le malade guérit bien par la divulsion. Cas publié au
   Medical Times du 11 février 1871.
103. William, 45 ans, entré le 7 sept. 68, rétrécissement simple au méat,
   op. le 7e jour, sorti le 12 octobre.
104. Walter, 30 ans, entré le 10 décembre 66, rétrécissement simple près
   du bulbe, op. le 4e jour, sorti le 24 décembre.
105. Elisah, 40 ans, entré le 18 août 70, rétrécissement cartilagineux au
   bulbe, op. le 7e jour, sorti le 22 décembre.
106. Walter, 50 ans, entré le 3 mars 68, rétrécissement bulbo-membraneux,
   op. le 10e jour, sorti le 16 mars.
107. John, 60 ans, entré le 8 mars 1868, rétrécissement près du bulbe,
   op. le 5e jour, sorti le 19 mars.
      Hypertrophie de la prostate.
108. William, 44 ans, entré le 17 août 69, rétrécissement à la région membraneuse, op. le 10e jour, sorti le 5 sept.
109. William, 39 ans, entré le 15 février 69, rétrécissement au bulbe, op.
   le 6e jour, sortie le 20 mars.
110. Benjamin, 33 ans, entré le 1er juillet 68, rétrécissement bulbo-membraneux, op. le 10e jour, sorti le 29 juillet.
111. Charles, 42 ans, entré le 10 juillet 70, rétrécissement au bulbe, op.
   le 4e jour, sorti le 7 septembre.
112. Charles, 50 ans, entré le 13 septembre 67, rétrécissement bulbo-membraneux, op. le 8e jour, sorti le 5 novembre.
113. Edward, 38 ans, entré le 18 juillet 70, rétrécissement spongio-bul-
   beux, op. le 9e jour, sorti le 6 seqtembre.
114. Elisah, 43 ans, entré le 13 mars 69, rétrécissement spongieux, op. le
   4e jour, sorti le 17 avril.
115. Adam, 27 ans, entré le 4 novembre 68, rétrécissement près du bulbe,
   op. le 14e jour, sorti le 21 décembre.
116. James, 48 ans, entré le 1er septembre 68, rétrécissement bulbo-membraneux, op. le 5e jour, sorti le 10 octobre.
117. John, 36 ans, entré le 21 septembre 68, rétrécissement traumatique au
   bulbe, op. le 5e jour, sorti le 26 actobre.
118. William, 35 ans, entré le 23 février 68, rétrécissement près du bulbe,
   op. le 4e jour, sorti le 2 avril.
119. John, 25 ans, entré le 14 septembre 68, rétrécissement près du bulbe,
   op. le 4e jour, sorti le 19 octobre.
120. John, 60 ans, entré le 23 février 69, rétrécissement spongieux, op. le
   5e jour, sorti le 3 mars.

RÉSUMÉ DES URÉTHROTOMIES

PRATIQUÉES PAR M. GUYON EN 1867, 1868 ET 1869.

1867.

1. A., 27 ans, dilatation lente et limitée, procédé Maisonneuve, n° 23, sonde n° 8, hémorrhagie assez abondante, un peu de sang pendant 2 jours, uréthrite légère, fièvre légère.

2. X. M., sonde n° 15, 24 heures, quelques gouttes de sang, uréthr. légère frisson le soir de l'opération.

3. Tr., 64 ans, dilat. lente et limitée, fièvre et douleurs rénales, M., sonde n° 15, 24 heures, hémorr. peu abondante, 1 douleur, frisson le soir de l'opération.

4. Aug., 21 ans, dilat. lente et irrégulière, M., sonde n° 11, 24 heures, hémorr. nulle d'abord, un peu de sang dans l'urine, 1 douleur, 1 uréthr., fièvre pendant 2 jours, débutant le soir de l'opér., vomiss., épididymite au 1er cathétér.

5. R., 45 ans, dilat. limitée,| M., sonde n° 12, 48 heures, hémorr. peu abondante.

6. F., dilat. lente et irrégulière, M., hémorr. peu abondante, douleur peu vive, frisson le jour de l'opér.

1868.

7. D., 46 ans, M., 21, sonde n° 16, 8 heures, hémorr. peu abondante, 1 douleur, 1 uréthr.

8. B., 47 ans, dilat. impossible, M., 21, sonde n° 18, 24 heures.

9. B. Cl., dilat. lente, M., 21, sonde n° 18, hémorr. légère, frisson le jour de l'opér.

10. F. (voy. n° 6, 1867), 2e uréthrotomie, la 1re ayant été incomplète, M., 23, sonde n° 17, engorgement des ganglions de l'aine.

11. B. A., 43 ans, dilat. impossible, M., 21, sonde n° 19, uréthr. légère, fièvre le jour de l'opér.

12. Gu., 55 ans, dilat. impossible, rétention d'urine, M., 19, sonde n° 15 24 heures, hémorr. assez abondante, uréthr. légère, frisson le jour de l'opér., fièvre légère.

13. Bé., 37 ans, dilat. limitée, M., opér. incomplète, hémorr. légère.

14. Id., l'opération a été incomplète, M., sonde S., 24 heures, fièvre, frisson le 2e jour.

15. L H., 49 ans, dilat. lente, M., 19, sonde n° 17, fièvre légère.

16. Ma., 27 ans, dilat. lente, orchite, Charrière, sonde n° 10, 24 heures, hémorr. légère, douleur assez vive, frisson le lendemain de l'opér., fièvre lég.

17. D. F., 40 ans, dilat. lente et douloureuse, M., 21, sonde n° 19, 24 heures, hémorr. lég., douleur lég., uréthr. lég., fièvre lég., frisson le 3e jour.

18. B., 32 ans, dilat. lente, M., 21, sonde n° 15, 24 heures, hémorr. tr.-lég., uréthr. lég, léger frisson, pas de fièvre, nouveau frisson le 2e jour, suivi d'une lég. fièvre.

19. Co., 37 ans, dilat. limitée, M., 21, sonde n° 18, 24 heures.

20. Co., 33 ans, dilat. limitée, M., 21, sonde n° 17, 24 heures, hémorr. lég. uréthr. lég., frisson après l'opération.

21. Gr., 45 ans, cystite, néphrite, M., 21, sonde n° 18, 24 heures, hémorr. lég.

22. Gu, 40 ans, rétréciss. infranchiss., infiltration d'urine, Ch., sonde n° 9, 48 heures.

23. Pr., dilat. lente, M., 21, sonde n° 18.

24. Ar., 62 ans (v. n. 25, 1869), dilat. limitée, canal induré, douleurs périnéales, Char., sonde n° 13.

1869.

25. Ar., 62 ans, dureté du canal, douleurs périnéales, M., fièvre lég.

26. Id., dureté du canal, douleurs périnéales et uréthrite chronique, M., 23, hémorr. peu abondante.

27. Dr., dilat. lente, orchite, M., 22, sonde n° 17, 24 heures, hémorr. peu abondante.

28. Né., 66 ans, incontinence, fausses routes, M., 21, sonde n° 17, 24 heures, hémorr. peu abondante.

29. Bo., 53 ans, fistules périnéales, dilat. inefficace, M., 22, sonde n. 19, 24 heures, hémorr. peu abondante, douleur lég., uréthr. lég.

30. Gr., incontinence, Char., sonde n. 8, 24 heures, hémorr. peu abondante, uréthr. lég.

31. La., 55 ans, incontinence, canal induré, M., 22, sonde n. 19, 36 heures, hémorr. peu abondante, uréthr. lég., fièvre lég., frisson le 3ᵉ jour.

32. Kl., 54 ans, dilat. lente et irrégul., quelques accès de fièvre, M., 23, sonde n. 19, 36 heures, hémorr. peu abondante, uréthr. lég.

33. He., 30 ans, dilat. irrégul., difficile, M., 19, sonde n. 19, 24 heures, une cuillerée de sang, hémorr. consécutive tr.-lég, douleur vive, uréthr. lég , léger frisson et fièvre lég.

34. Ch., 34 ans, rétrécissement tr.-étroit, Char., sonde n. 13, 24 heures.

35. Bo., 51 ans, rétrécissement étroit, M., 22, n. 19, 24 heures, hémorr. peu abondante, douleur lég., uréthr. lég., cystite peu intense.

36. Qu., 59 ans, infiltrat. d'urine, pyélonéphrite, cystite, incontinence, Char., sonde n. 8, introduction incompl., MORT des accidents indiqués ci-dessus.

37. Ma., 37 ans, incontinence, M., 22, sonde n. 16, 36 heures, 2 ou 3 gouttes de sang, douleur tr.-lég., uréthr. lég., pas de fièvre, épididymite (épididymites antérieures).

38. Si., 39 ans, tumeur urineuse, M., 22, sonde n. 18, 36 heures, 1/2 cuillerée de sang, douleur assez vive, uréthr. lég., pas de fièvre ni de frissons.

39. Pr., 41 ans, incontinence, néphrite, 1° Char., 2° M., 23, sonde n. 19, 36 heures, quelques gouttes de sang, douleur vive, uréthr. lég., pas de fièvre apr. l'op., fièvre et douleurs apr. le 1ᵉʳ cathétérisme pratiqué le 6ᵉ jour.

40. Mo., 67 ans, incontinence, uréthr. chronique, canal induré, M., 23, sonde n. 18, 48 heures, quelques gouttes de sang, puis hémorr. lég. pendant 2 jours, douleur assez vive, uréthr. assez vive, frissons le 1ᵉʳ, le 3ᵉ et le 12ᵉ jour.

41. Lo., 35 ans, dilat. limitée, M., 22, sonde n. 18, 36 heures, quelques

gouttes de sang, douleur nulle, uréthr. lég., frisson léger le 3ᵉ jour, néphrite passag.

42. Pon, 20 ans, rétrécissement traumatique, fistules périn. et scrot., dilat ineffic., M., 23, sonde n. 19, 36 heures, quelques gouttes de sang, douleur nulle, uréthr. lég., frisson dans le cours du 3ᵉ jour.

43. Ca., 39 ans, dilat. difficile, rétrécissement étroit, rétent., M., 22, sonde n. 19, 36 heures, quelques gouttes de sang, douleur presque nulle, uréthr. tr.-lég., pas de frisson ni de fièvre.

44. He., 43 ans, dilat. diff., rétréciss. étroit, doul. de rein, M., 22, sonde n. 19, 36 heures, hémorr. pendant 12 heures, douleur vive, uréthr. lég., pas de frisson, fièvre lég. pendant 1 jour.

45. Ga., 24 ans, rétréciss. traum , uréthrot. incompl. faite antérieurement, M., 22, sonde n. 18, 24 heures, hémorr. tr.-lég., revenant un peu le 2ᵉ jour, douleur peu vive, pas de fièvre, orchite par masturbation 1 mois 1/2 apr. l'opération.

46. Pin., 53 ans, dilat. limitée au n. 10, M., 23, sonde n. 16, 43 heures par erreur, quelques gouttes de sang, douleur tr.-vive, uréthr. assez intense, fièvre tr -lég. sans frissons.

47. Da., 32 ans, dilat. limitée au n. 12, M., 23, sonde n. 19, 24 heures, quelques gouttes de sang ; apr. l'enlèv. de la sonde, quelques gouttes, douleur nulle, uréthr. peu vive, mais longue, pas de fièvre d'abord, cystite lég., petit frisson le 3ᵉ jour et fièvre lég.

48. Do., 27 ans, dilat. limitée au n. 10, causant de l'uréthr., rétréciss. irrit., élast., M., 23, sonde n. 16. 32 heures, quelques gouttes de sang, douleur nulle, uréthr. assez vive et devenant chronique, pas de fièvre d'abord, petit frisson le 3ᵉ jour et fièvre lég.

49. Ro., 29 ans, rétréciss. traum., dilat. occasionnant de la cystite et de la fièvre, M., 23, sonde n. 14, 24 heures, une goutte de sang, douleur presque nulle, uréthr. presque nulle, frisson le 1ᵉʳ jour, fièvre pendant 24 heures.

50. Ra., 60 ans, dilat. limitée et occasionnant de la cystite, M., 21, sonde n. 17, 24 heures, quelques gouttes de sang, douleur assez vive, uréthr. peu intense, pas de frisson ni de fièvre, cystite lég., mais moins intense qu'apr. l'opération.

51. Da., 43 ans, rétréciss. étroit, dilatation difficile, M., 23, sonde n. 19, 4 heures, ret. par le mal, hémorr. tr.-lég., douleur vive, uréthr. lég., petit frisson le 1ᵉʳ jour, abcès périnéphrit. 1 mois 1/2 apr. l'opération.

52. Gr., 37 ans, dilat. provenant de la cystite, M., 23, sonde n. 18, 36 heures, pas de fièvre.

Rien de particulier à noter dans les observations de 53 à 66.

Paris, A. Parent, imprimeur de la Faculté de Médecine, rue Mʳ-le-Prince, 31.

66ᵉ OBSERVATION D'URÉTHROTOMIE.

Saussier (Christian), âgé de 36 ans, employé, demeurant rue Saint-Honoré nᵒ 17, est entré le 3 février 1871 à l'hôpital Necker, salle Saint-Vincent, nᵒ 19 (service Guyon).

Cet homme a eu trois fois la chaudepisse. Depuis trois ou quatre ans, il a alternativement des rétentions et des incontinences. Il y a dix-huit ans, il a été soigné par M. Rambaud qui lui a passé durant cinq mois une bougie toutes les semaines ; deux orchites ont interrompu ce traitement et il n'a pas été possible de dépasser le nᵒ 8. Il est entré à l'hôpital pour une infiltration datant de quinze jours ; incision du périnée sur la ligne médiane ; la collection urineuse occupe le côté gauche et s'avance assez loin sur les bourses. On passe une bougie nᵒ 6. Quinze jours après son entrée il y a une orchite qui empêche de commencer la dilatation ; puis plusieurs abcès se forment successivement sur les bourses et le périnée.

20 mars, on commence la dilatation ; l'explorateur 20 s'arrête au méat ; le nₒ 15 en avant des bourses ; le nᵒ 14 en arrière ; le nᵒ 8 également en arrière des bourses ; la bougie nᵒ 6 pénètre jusque dans la vessie.

25 mars, on veut pratiquer l'uréthrotomie interne ; mais le conducteur métallique ne passe pas, le canal est dévié et rigide.

Du 25 mars au 3 juin les événements empêchent qu'on s'occupe du sujet. Les salles se remplissent de blessés dont un grand nombre meurent d'infection putride ou purulente.

Cependant les bourses deviennent plus souples, l'urine s'épanche même par le canal. Les fistules donnent toujours lieu à un écoulement purulent assez abondant.

Le 3 juin, l'uréthrotomie est pratiquée ; le conducteur cannelé est assez facilement conduit jusqu'au col vésical : mais malgré les manœuvres les mieux entendues (introduction du doigt dans le rectum, abaissement de la racine de la verge par la main d'un aide), on ne peut le faire basculer. Cependant comme le toucher rectal fait constater qu'évidemment il a franchi le pubis et qu'il est arrivé au col vésical, la lame est introduite et l'incision du rétrécissement opérée. Cette incision demande un effort assez vigoureux surtout pour pousser d'avant en arrière. Le conducteur retiré on peut introduire très-facilement, d'après la méthode habituelle, une sonde nᵒ 16. La journée du 3 se passe assez bien, l'urine sort bien quoique fortement colorée de sang.

4 juin. — La journée est bonne ; l'urine n'est pas sanglante ; on laisse la sonde.

Loustau.

5 juin. — Même état jusqu'au soir. A ce moment (dix heures), frissons, altération presque subite de la face ; vomissement qui durent presque toute la nuit.

Du 6 au 12, frissons revenant assez régulièrement le matin et le soir; vomissements; rien du côté du ventre; les derniers jours, douleurs erratiques dans les membres, crachats visqueux (jus de pruneaux); MORT le 12 à 11 heures du matin.

Autopsie. — 24 heures après la mort. Pas d'infiltration urineuse, pus dans les veines du petit bassin et dans la prostate, ostéite ancienne des pubis et des ischions ; pus dans les articulations coxo-fémorale et sterno-claviculaire droite ; abcès métastatiques des poumons; pleurésie purulente à droite.

Rien de particulier à noter jusqu'à la 120ᵉ observation.

CONCLUSIONS.

1° Après avoir examiné, au double point de vue pratique et théorique, les faits connus jusqu'à présent, nous reconnaissons que, bien qu'ils soient insuffisants pour juger la nouvelle méthode, ils permettent néanmoins de la conseiller et de ne pas la rejeter d'une manière absolue.

2° Notre essai de comparaison entre la divulsion et l'uréthrotomie interne nous permet d'affirmer que ces deux opérations sont applicables presque aux mêmes cas ; elles ont chacune cependant quelques indications particulières. Ainsi nous avons vu que dans une circonstance la divulsion s'est montrée impossible entre les mains de M. Guyon, tandis qu'il a pu pratiquer l'uréthrotomie. Mais nous pensons qu'en revanche la divulsion doit être exclusivement indiquée dans les rétrécissements spasmodiques.

3° Dans l'état actuel, les faits pratiques sont trop peu nombreux pour qu'on puisse, d'une manière assez suffisante, établir entre ces deux méthodes un parallèle qui permette de dire définitivement laquelle des deux est préférable à l'autre.

4° Nous ne croyons pas, d'après les faits que nous avons vus, nous montrer injuste à l'égard de M. Holt, en l'accusant d'avoir trop vanté son nouveau traitement et de lui avoir accordé certaines qualités qu'il n'a réellement pas.

5° La manœuvre opératoire, telle que l'a décrite M. Voillemier, est incomplète, rend l'opération difficile et peu à la portée des praticiens qui n'auraient pas eu l'avantage de voir opérer ; nous espérons que le temps que nous y avons ajouté rendra la divulsion accessible aux mains les moins expérimentées.

Paris. Typ. A. Parent, rue Monsieur-le-Prince, 31.

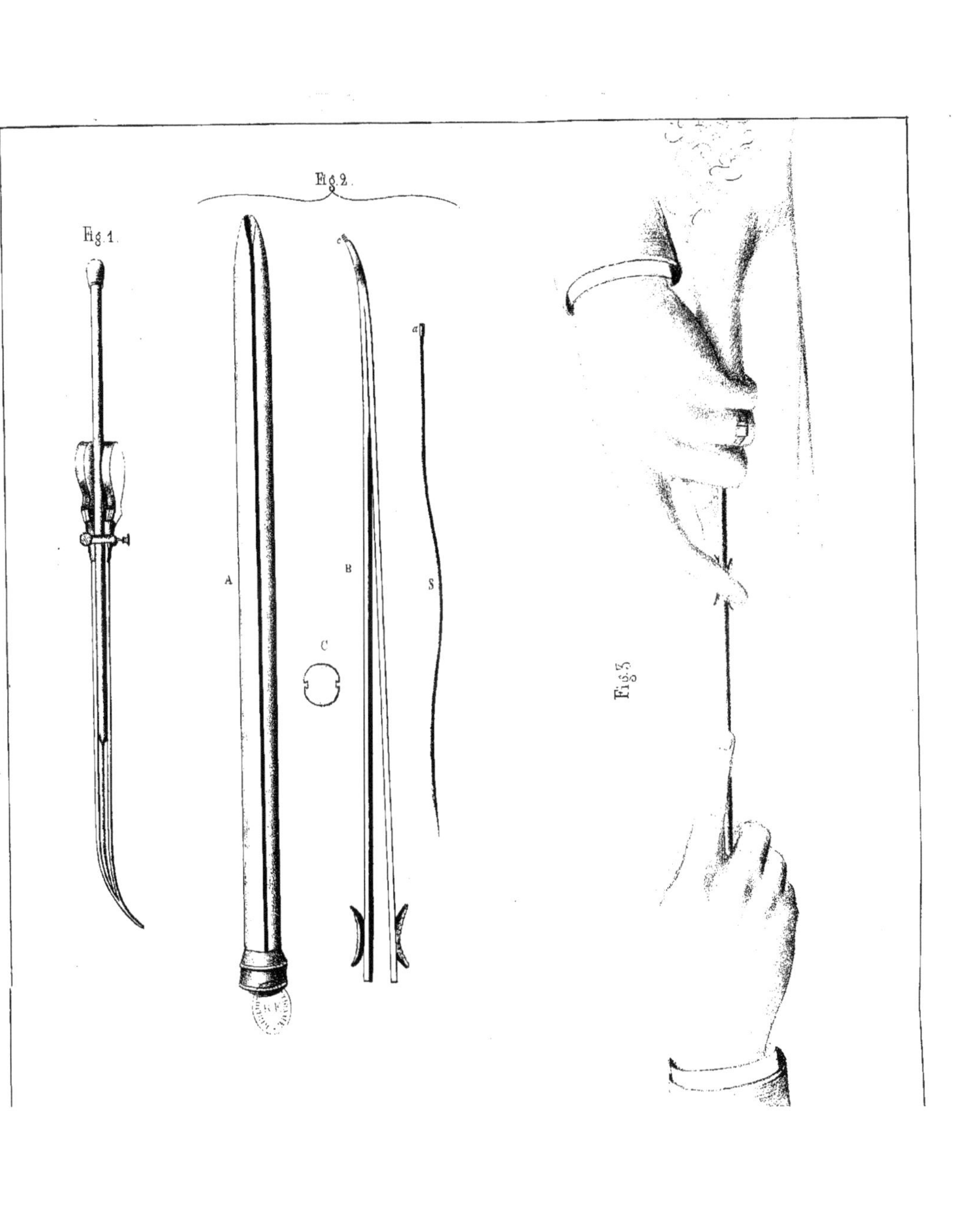

Fig.1.
Fig.2.
Fig.3.
A
B
C
S
a

Fig. 1
Bouvier Louis   1er Pavillon 50   Divulsion du 29 Février au 20 Mars
m. s.
R.   P.   T.
1 2 3 4 5 6 7 8 9 10 11 12 13 14 15 16 17 18 19 20
80. 180. 42°
75. 170.
70. 160. 41°
65. 150.
60. 140. 40°
55. 130.
50. 120. 39°
45. 110.
40. 100. 38°
35. 90.
30. 80. 37°
25. 70.
20. 60. 36°
15. 50.
10. 40. 35°
Température axillaire
Pouls radial
Divulsion
1 bouteille eau de seltz
1 bouteille eau de seltz

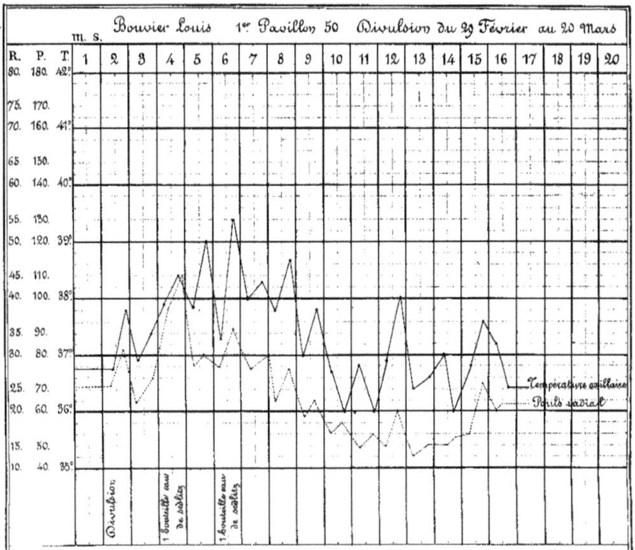

Fig. 2
Durot François   1er Pavillon 46   Divulsion du 1er Février au 2 Mars
m. s.
R.   P.   T.
1 2 3 4 5 6 7 8 9 10 11 12 13 14 15 16 17 18 19 20
80. 180. 42°
75. 170.
70. 160. 41°
65. 150.
60. 140. 40°
55. 130.
50. 120. 39°
45. 110.
40. 100. 38°
35. 90.
30. 80. 37°
25. 70.
20. 60. 36°
15. 50.
10. 40. 35°
Température axillaire
Pouls radial
1 bouteille eau de seltz
Divulsion
Frisson avorté

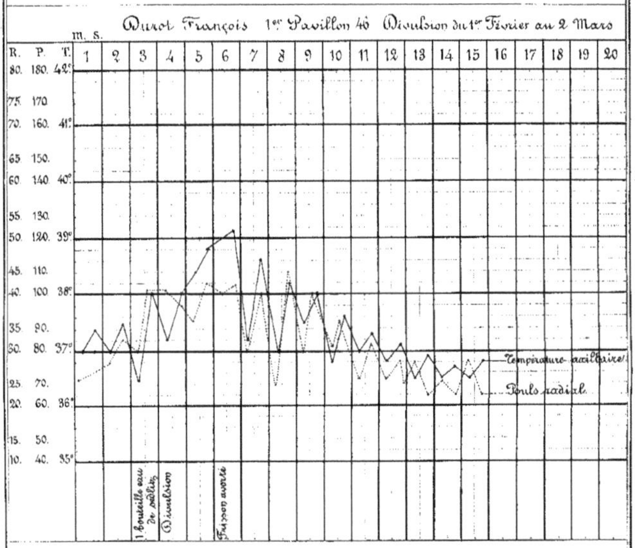

Fig. 3
Joannin Joseph   1er Pavillon 29   Divulsion du 1er au 17 Février 1869.
m. s.
R.   P.   T.
1 2 3 4 5 6 7 8 9 10 11 12 13 14 15 16 17 18 19 20
80. 180. 42°
75. 170.
70. 160. 41°
65. 150.
60. 140. 40°
55. 130.
50. 120. 39°
45. 110.
40. 100. 38°
35. 90.
30. 80. 37°
25. 70.
20. 60. 36°
15. 50.
10. 40. 35°
Température axillaire
Pouls radial
Bain prolongé
1 bouteille eau de seltz
Divulsion

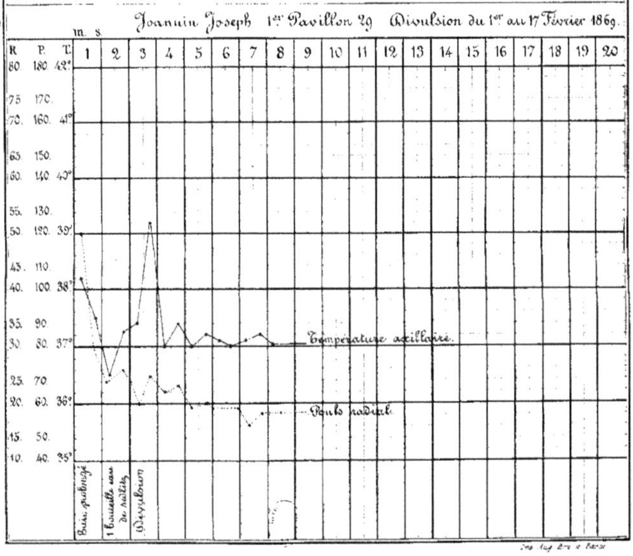

9 782019 289553